リハの知恵とワザ

看護・介護に生かせる

急性期・回復期・地域包括ケアで役立つ現場のエッセンス60

川北慎一郎 編著
恵寿総合病院副院長／リハビリテーション科長

MCメディカ出版

序文

　約10年前に『リハ医学のすすめ』という本を書きました。リハビリテーション（以下、リハ）科専門医として、すべての科の医師にリハ医学のエッセンスを紹介することにより、患者さんの満足度の向上に役立ちたいと考えてのことでした。幸いにも研修医をはじめ、それまでリハを依頼してこなかった内科や外科の医師からも入院患者さんのリハ依頼が増え、当院入院患者さんの365日リハ実施率は約80％と全国でも有数のリハ重視病院になりました。

　最近の臨床で感じることは、看護や介護スタッフにもリハマインドやリハの知識があれば、さらに良質な医療や看護・介護が提供され、患者さんの満足度は格段によくなるのではないかという期待です。

　急性期・回復期リハ・地域包括ケア病棟をもつ当院のリハ科外来で、すべての科の入院患者さんにリハ処方をして約30年になります。そして月に数回、介護施設で生活期患者さんにもリハ処方を始めて約15年になります。また、恵寿総合病院認知症ケアチームとして日本認知症学会専門医を取得し、ケア回診や週1回の症例検討会を開始して約10年になります。

　この間に経験したことを振り返り、看護や介護スタッフに役立つリハ医学・リハ医療の知恵を書いてみることを決心しました。

　本書はまずリハ医学総論について簡単に紹介した後、各論として入院、入所患者さんの介護・看護につき疑問を感じたことを記載しました。さらに多数を占める認知症患者さんへの対応で気になったことを記載し、最後に個別のADL・IADLごとに介助、支援について役立つと考えられることを記載しました。

ADL・IADLについては、当院の作業療法士を中心に理学療法士、言語聴覚士および作業療法学エキスパートの生田宗博先生にもご教示いただき、多くを直接記載してもらいました。

　本書では、それぞれの項目ごとにまとめとなるエッセンスを付けました。本書を手にした読者には、エッセンスを参考に、すこしでも興味をもったところから読んでもらいたいと考えています。そこには必ず新しい発見があり、役立つと感じたことを1つでも日常の看護・介護業務に取り入れてもらえることが、著者の願いです。

　最後にアイデアを実現してくれたメディカ出版、校正でお世話になった詫間大悟氏に深謝します。

　2025年　2月

恵寿総合病院 副病院長／リハビリテーション科長

川北慎一郎

看護・介護に生かせる

リハの知恵とワザ

Contents

序文 2
執筆者一覧 7

1章 看護・介護に役立つ リハビリのエッセンス

1 「リハビリテーションマインド」を日常診療に 10
2 リハをめぐる誤解 14
3 新しい障害分類 18
4 リハとチーム医療 22
5 リハ医療の流れ 26
6 廃用症候群とリハ 30
7 嚥下障害とリハ 34
8 介護予防とリハ 38
9 リハと栄養 41
10 ニューロリハ 44
11 がんとリハ 47
12 運動器疾患とリハ 51
13 内部障害とリハ 54
14 脳神経疾患とリハ 57

15	高次脳機能障害とリハ	60
16	痙縮治療とリハ	64
17	疼痛治療とリハ	68

2章 急性期、回復期、生活期の看護・介護をめぐるエッセンス

1	介護保険利用前にするべきことは	72
2	入院時に必要な情報とは	75
3	介護とリハの違いは	79
4	使用する歩行補助具は	83
5	誤嚥性肺炎の絶食は	86
6	抑制をする前にすることは	89
7	在宅復帰を目指す家族説明は	93
8	食欲不振への対応は	97
9	転倒予防の対応は	100
10	医療リハと介護リハの使い分けは	103
11	移乗方法の考え方は	107
12	フレイル・サルコペニアによる嚥下障害とは	111
13	下肢麻痺の変化への対応は	114
14	リハを拒否する患者さんの対応は	117
15	夜間頻尿対策は	121
16	起立性低血圧患者さんへの対応は	124
17	失語症患者さんのADL上の注意は	127
18	胃瘻造設後、胃瘻不要となる患者さんは	130
19	大腿骨頸部骨折リハ患者さんで考慮することは	134
20	嚥下障害と間違える疾患とは	137
21	せん妄対策としてのリハは	140

22	認知症に有効なリハは	144
23	認知症患者さんが嫌がること	147
24	レビー小体型認知症への対応は	151
25	認知症患者さんへの不眠対応は	155
26	認知症患者さんの転倒対策は	158
27	認知症患者さんの誤嚥対策は	162
28	寝たきりの患者さんのリハは	165

3章 ADL・IADL の援助、介助をめぐるリハビリのエッセンス

1	寝返り・起き上がり	170
2	座位・立位	174
3	移乗・移動	178
4	歩行について	182
5	嚥下障害	186
6	食事	191
7	排泄	195
8	更衣	199
9	入浴	202
10	外出	206
11	炊事・洗濯	209
12	運転	214
13	就労支援	217
14	ADL評価の意義と活用	220
15	QOL評価の意義と活用	224

| 索引 | 227 |
| 編著者紹介 | 231 |

執筆者一覧

1章・2章
恵寿総合病院 副病院長／リハビリテーション科長
川北慎一郎

3章1
恵寿総合病院リハビリテーションセンター理学療法課 理学療法士
久保佳子・松野大介・水口 光・東野優香・谷口佳久

3章2
恵寿総合病院リハビリテーションセンター作業療法課 作業療法士
竹村健太郎・小川正人・山崎稜麻

3章3
恵寿総合病院リハビリテーションセンター理学療法課 理学療法士
川畑真司・大森光紗・田中秀明

3章4
恵寿総合病院リハビリテーションセンター理学療法課 理学療法士
松本康嗣・三平拓矢・田中秀明

3章5
恵寿総合病院リハビリテーションセンター言語療法課 言語聴覚士
荒尾祐希・木村聖子・諏訪美幸

3章6
恵寿総合病院リハビリテーションセンター作業療法課 作業療法士
永井亜希子

3章7
恵寿総合病院リハビリテーションセンター作業療法課 作業療法士
川端ひかり

3章8
恵寿総合病院リハビリテーションセンター作業療法課 作業療法士
中村綾里

3章9
恵寿総合病院リハビリテーションセンター作業療法課 作業療法士
鷹合沙紀

3章 10 恵寿総合病院リハビリテーションセンター作業療法課 作業療法士
川口 遥

3章 11 恵寿総合病院リハビリテーションセンター作業療法課 作業療法士
宮田真由美・五十嵐満哉

3章 12 恵寿総合病院リハビリテーションセンター作業療法課 作業療法士
大川和希

3章 13 恵寿総合病院リハビリテーションセンター作業療法課 作業療法士
髙松早紀

3章 14 恵寿総合病院リハビリテーションセンター作業療法課 作業療法士
北谷 渉

3章 15 恵寿総合病院リハビリテーションセンター作業療法課 作業療法士
五十嵐満哉

1章

看護・介護に役立つ リハビリの エッセンス

「リハビリテーションマインド」を日常診療に

　すべての医療関係者に「リハビリテーションマインド」は必要です。近年、高齢の患者さんの増加とともに、治療だけではなく、生活をケアする視点がすべての医療従事者に必須となってきました。
　「臓器だけでなく、人間全体をみることである」という言葉がありますが、これは患者さん1人ひとりの日常生活動作（ADL）や生活の質（QOL）を考えるマインドをもつことと要約されます。

すべての医療従事者が「リハマインド」を意識する

　筆者は以前、看護学校でリハビリテーション（以下、リハ）医療に関する講義を10年ほど担当していました。1回目の講義はいつも「リハマインド」（リハ医療に大切な心のもち方）について話しています。リハマインドは、すべての医療従事者に必要であるにもかかわらず、現状では意識している人が少ないと感じていたからです。

看護場面での「リハマインド」
　軽い認知症があり、やっとの思いで在宅でトイレ歩行していた高齢者が、なにかの急性疾患で入院してくるとします。その人は疾患が治ったため退院をすすめられていましたが、ベッド上でオムツをして寝たきりの状態でした。
　家族が希望したことからリハの依頼があり、診察してみると、全介助ではなく見守りでポータブルトイレに移ることができ、すこしなら歩行

もできていました。それを見て、全介助で診察室に連れてきた看護師が驚くことも少なくありません。つまり看護場面に「リハマインド」が不足していたことになります。

生活を見据えたリハ医療

医師もまた同じです。命を助ける、病気を治すことが医療の使命であることは当然です。しかし近年の高齢化により、疾病構造も変わり、治すことが不可能な病態も増えています。また、医学の進歩で専門知識は膨大な量になり、多くの専門職からなるチーム医療が必須になっています。

一方で、わが国の寝たきりの高齢者は増えており、「臓器別の専門治療だけでは、生活につながっていない」という問題が明らかになってきています。つまり「救命する、病気を治癒させる」という考えから、「安心した地域生活を支えていく」という考えに、医療目的を見据えなおす必要があります。

そのため、すべての医療従事者に、臓器別の専門治療を地域生活につなげていく「リハ医療」の重要性を認識することが求められています。そしてすべての医療従事者に、「リハマインド」をもったチーム医療を行う努力をしてほしいと思います。

「リハマインド」を意識するうえで必要なこと

感性を磨く

「リハマインド」のコア（真髄）は、「QOL（生命、生活、人生の質）を最大限にする方法を患者さんとともに考えることができること」と認識しています。ADL自立度がQOLの客観的一要素でもあるので、疾患や臓器だけをみるのではなく、まず生活を重視し、患者さん自身をみることが求められます。しかし、人の価値観や幸福感は千差万別のため、そう単純ではありません。生活だけでなくその背景、つまり、家族や仕事、住居、趣味、生きる目的などに対する感性が必要とされます。

リハ医療の父である、ハワード・ラスクの「リハを考えることは人生

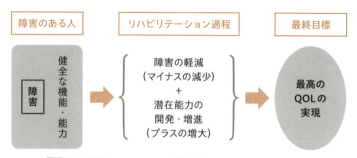

図 リハビリテーションの目指すもの（文献1を参考に作成）

を考えることである」という言葉は、まさに至言です。がんばっている人に「がんばりすぎないようにね」と共感をもてる感性や、「雪が溶けたら？」と聞かれて「水になる」ではなく、「春が来て、花が咲く」と答えるように、希望をもって一歩先をみる感性、さまざまな価値観を受け入れる心のしなやかさが重要です。

リハ医療を進めるための「リハマインド」

　リハ医療の際、リハ専門医や療法士、訓練室に恵まれればリハ医療は進めやすくなります。

　高齢者の、急性疾患治療の安静によって低下したADLに対するリハアプローチは、訓練室でのリハより、活発な生活を誘導する担当医師や看護師・介護士たちのリハマインドが決め手となります。マインドさえあれば、療法士がいなくても、訓練室がなくても、診療所でも病院でも、何科の医師であろうとリハ医療は可能です。

「リハマインド」の対象

　リハとは、それぞれの患者さんにとっての新しい可能性へのチャレンジです。そのため、当然1人ひとりの目標や内容は違ってきます（**図**）。

　「リハビリテーション」という言葉の原点は、人間であることの権利や尊厳を守り、復権することです。近年の種々の改革は、全体的な合理性を重んじ、期待できそうにない患者さんを切り捨てかねないといった

傾向にあります。

　しかし、ADLの向上が期待できない患者さんや自立できない患者さんが、リハの対象外というわけではありません。もちろん寝たきりの患者さんの介護にも「リハマインド」をもったリハ手法が必要とされます。

　つまり、「リハマインド」をもった対応はすべての医療だけでなく、保健、介護、福祉活動においても広く基幹になるものと思われます。

引用・参考文献
1) 上田敏. "リハビリテーションの理念と組織". 目でみるリハビリテーション医学. 第2版. 東京, 東京大学出版会, 1994, 2.
2) 上田敏. リハビリテーションの思想：人間復権の医療を求めて. 東京, 医学書院, 1987, 19-43.

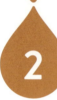

リハをめぐる誤解

わが国のリハには、まだまだ多くの誤解があります。リハとよく間違えられる機能回復訓練は「全人間的復権」を達成するための手段です。リハアプローチは、疾患の治療と併行して急性期病棟でも行われるべきであり、この際の看護・介護の役割は大きいと考えられます。また回復期リハは、目標や期間を始めに設定する必要があります。この際に ADL が重要になりますが、絶対ではありません。

リハに対する誤解

　わが国でリハという言葉は広く普及していますが、リハの内容について誤解している人が非常に多いと感じます。
　アメリカで始まったリハ医学が、日本という異なった地で十分に教育されず、変質した結果ともいえます。そのため、誤解を解き本来の姿に戻すため、医師や看護師などの意識改革が必要です。
　そこで本項では、具体的に誤解と考える事柄の一部を説明します。

リハは機能回復のための訓練であるという誤解

　rehabilitation とは re（再び）、habilis（適した、ふさわしい）、-ation（〜にすること）であり、人間が人間にとってふさわしく（望ましく）ない状態に置かれたときに、再び人間にふさわしい状態に戻すことを意味しています。
　本来は「権利、資格、名誉の回復」で、医学で用いられた場合、障害をもった人が「人間らしく生きる権利の回復」「全人間的復権」を行う

ことが真の意味です。機能回復訓練は、目的を達成するための手段の1つにすぎません。

リハは訓練室で、状態が安定してから開始するという誤解

ADLの自立はリハの大きな目標ですが、訓練室で単に機能障害を改善するだけの訓練では、ADLの自立につながりにくいです。訓練室での「できるADL」のレベルを上げるだけでなく、病棟という生活の場での「しているADL」の自立を目指すことが大切です。

そのためには、看護師や介護士、療法士との連携が重要です。急性疾患の病状が安定しても病棟で安静がとられ、活動やリハの開始が遅れれば遅れるほど廃用症候群が進み、ADL自立が困難になります。できるだけ早期から、主治医やリハ医と連携し、病棟での活動をアップさせる必要があります。

リハ医療は理学療法士・作業療法士・言語聴覚士のみが
行うものであるという誤解

リハ医療とはチーム医療であり、リハ医と看護・介護の果たす役割は非常に大きいです。リハ医はリハ部門のなかで最初に患者さんを診察します。そして疾患と障害を総合的に判断し、個々の患者さんについて個別的リハの基本方針を立てます。またリハ医は、カンファレンスを開催し、ゴール設定を行う役割もあります。このゴールをチーム共通の目標として共有することが重要です。入院生活の場である病棟でのADL自立を目指すために、看護師や介護士もチームの一員として、ADLやリハのゴールを認識してもらうことが大切です。

リハは長期的に行うほどよいという誤解

障害に対するリハにはゴール設定が必要ですが、これにはそのゴールを達成するまでの期間も含まれています。障害像や環境因子などにより、入院して行うべきリハ治療期間は1人ひとり異なります。患者さんによっては、できるだけ早期に外来リハに移行するのがよい患者さんもいれ

ば、訪問リハが好ましい患者さんもいます。

機能回復がなければADLは向上せず、
ADL向上がなければ社会的自立はないという誤解

リハアプローチには、機能障害を直接改善しようとする「治療的アプローチ」と、活動制限に直接働きかける「代償的アプローチ」があります。健常な手足を使用して、これまでと違ったやり方を学習し、さまざまな機器（杖、車椅子など）で失った機能を補い、活動を向上させます。

しかし、ADLが自立できなくても、車椅子やパソコンを使用し、有益な社会生活を送っている重度障害者も少なくありません。この際、家屋改造にとどまらず、社会への「環境調整アプローチ」も行われます。リハの最終目的であるQOLの向上に、ADLは絶対に必要というわけではありません。

リハ医療では薬を使うことはないという誤解

疾患予防のため、急性期からの継続した投薬治療以外は、リハ医療実施のために投薬することはないと誤解されています。

しかし、脳卒中急性期の患者さんの半数にうつ傾向がみられ、その半数には積極的な投薬治療が望ましいと思われます。ADLの向上や障害の受容が進むと、うつ傾向は軽減することが多いです。しかし、早期に適切に抗うつ薬を投与すると、痛みの悪循環に陥ることもなく、重要な時期のリハ時間の損失を回避できることが多くあります。

リハを進めるうえでは、抗うつ薬以外に疼痛に対する薬物治療も積極的に行うべきです。また、ADLや訓練中の意欲低下がみられたときは、アパシーの評価も行い、画像からもアパシーと診断されたときには、アマンタジンなどを投与する必要があります。この投薬を契機に摂食嚥下機能が著明に改善する例も多くみられます。

さらにリハ開始前に投与されていた身体機能を低下させる薬剤を、ADL向上や包括的なQOL向上の視点で、見直すこともしばしばあります。

がん患者さんや重症患者さんにリハ適応はないという誤解

　ADL向上が望めない緩和ケア中のがん患者さんへリハを行うと、QOLが向上し、本人に非常に感謝されることが多くあります。また、重症患者さんであっても、リスク管理を行い、リハを行うことで、廃用症候群が最小限となり、その後のADL向上に役立つことも多いです。

3 新しい障害分類

Essence

障害モデルは、2001年に国際障害分類（ICIDH）から国際生活分類（ICF）に改訂されました。プラス面を重視する方針に基づき、以前の医療モデル（機能低下・能力障害・社会的不利）から「心身機能と身体構造」「活動」「参加」という社会モデルになりました。今後、さらなる改訂も求められています。

ICDとICIDH

　従来の感染症に代表される疾病構造では、国際疾病分類（international classification of disease：ICD）が有益でした。しかし、多くの疾患が治療可能になったことで疾病構造が変化し、さまざまな後遺症が患者さんの生活に重大な影響を及ぼすようになりました。後遺症として残存した障害は、ICD分類には入っておらず、診断（病理）指向的医学モデル「病因－病理－発現」では、疾病発現後の障害構造に対応することが困難となりました。

ICIDHの特徴

　1980年に世界保健機関（WHO）がICDの補助分類として、障害モデルである「国際障害分類（international classification of impairment disability and handicap：ICIDH）」を制定しました。ICIDHでは疾病の諸帰結が「疾病－機能障害－能力低下－社会的不利」という4つの次元で定義されています。

　機能障害（impairment）とは生物レベルのことで、身体の臓器機能

や外観の異常を示す臓器レベルの障害です。能力低下（disability）は個人レベルにおける活動の低下という、行動の統合的活動に関するものです。

　いずれも、永続的なものもあれば一時的なものもあり、可逆的、進行性です。社会的不利（handicap）は、機能障害や能力低下の結果、個人が社会生活を営むうえで起こる社会的、職業上の不利益を指します。

治療には包括的アプローチが不可欠

　脳卒中では、右麻痺や失語症を生じるために歩行や書字などが障害されてしまいます。そのため、家屋を一部改造したり、職場での配置を転換したりすることが必要となります。

　脳卒中の場合、機能障害には右麻痺、失語症、右肩拘縮などがみられ、能力低下には歩行障害、書字障害、社会的不利は家屋改造、職場転換などがあります。

　ICIDHでは、病気で個人に生じる問題を障害としてとらえて分析することが可能となり、その結果、病気の治療が生物レベルあるいは医学的アプローチのみでは達成し得ない場合が多いことが明らかになりました。

　それぞれの階層的問題点に対して、医学的アプローチだけでなく心理的、社会的、職業的、教育的に取り組む包括的アプローチが必要となります。それぞれの問題点をどのように、いつまでに解決するかにつき方針を決め、ゴールを設定し、具体的なリハプログラムを進めていきます。

ICIDHの問題点

　ICIDHは4つのレベルで障害の階層構造を示した点で画期的なものであり、リハ領域では広く浸透しました。しかし、その後の環境の変化や設定により、日常生活への影響がなくなる場合も機能障害と呼ぶべきなのかという指摘がありました。ほかにも、障害というマイナス面のみを評価しているため、本来プラス面の健常な機能・能力が重視されず偏った障害者観が生まれることが指摘されました。

19

健康状態（変調、疾患）
Health Condition (disorder/disease)

機能障害　　　　　　　　活動　　　　　　　　　参加
Impairment　　　　　　　Activity　　　　　　　Participation
（Function／structure）　（Activity limitation）　（Participation restriction）

環境因子　　　　　　　　　　　　　個人因子

図 新しい障害構造図 （文献1を参考に作成）

ICFの登場

ICFの特徴

　そこで2001年のWHOの総会においてICIDHの改訂版として採択されたのが国際生活分類（international classification of functioning, disability and health：ICF）です（**図**）。ICFは障害を4つのレベルでとらえる点はICIDHと同様ですが、ICFはマイナス面よりもプラス面を重視するという方針です。

　ICFでは、機能障害に対しては「心身機能と身体構造（body function & structure）」、能力低下に対しては「活動（activity）」、社会的不利に対しては「参加（participation）」という用語が用いられました。各レベルの障害が制約された状態は、それぞれ「機能障害、構造障害」「活動制限」「参加制約」になりました。

障害の概念・理念であるICFを認知する

　さらにICFはこれらの「生活機能と障害」に外的因子の環境因子と内的因子の個人因子を影響因子として重要視していました。

　ICFが定義する環境因子は、支援機器や交通機関、建物などの物的環境のみならず、家族・地域住民・ヘルパーなどの人的環境、社会の意識

や態度、介護サービスまで広くとらえていました。

ICIDHは疾病を機転とした帰結の分類で、障害に関しては医学（疾病）モデルにとどまるものでした。患者さんのプラス面が重視されたICFは、より社会環境に目を向け、社会の在りようまでを問題とする社会モデルです。

しかしICFには、障害を正しくとらえる用語が具体的に示されていないため、現状では医学・医療分野ではICIDHのように広く使用されるには至っておらず、今後の改訂が期待されています。

医療とは病者の治療であり、疾病の治療や救命です。しかそ、それと同時に、疾病がもたらす活動の制約、すなわち障害の治療を忘れてはいけません。そのためには発展途上とはいえ、障害の概念・理念であるICFを認知し、利用することが必要だと考えます。

引用・参考文献
1) 上田敏. "障害のとらえかた". 標準リハビリテーション医学. 第4版. 上田敏監修. 東京, 医学書院, 2023, 11-5.

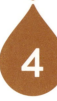

4 リハとチーム医療

Essence

わが国のリハ医療では、一歩進化したチーム医療が必要とされています。具体的には各職種が専門的視点で分担・協業するマルチディシプリナリーチームから、より職種間の情報・目標・行動・結果に重なりと移行をもったインターディシプリナリーチームやトランスディシプリナリーチームが挙げられます。

また、看護師だけでなく、患者さん本人や家族もチームの一員ととらえます。

リハ医療にはさまざまな職種がかかわる

　内科や外科では、一般的に医師と看護師の2職種で医療が行われていることが多くみられます。しかしリハ医療では、疾患の治療に加えて、身体や言語・認知機能に障害をもつ患者さんを対象としているため、医師や看護師・介護士以外に理学療法士（PT）、作業療法士（OT）、言語聴覚士（ST）、医療ソーシャルワーカー（MSW）、臨床心理士（CP）、義肢装具士（PO）、管理栄養士、薬剤師、歯科医、歯科衛生士などさまざまな職種がかかわっています。

　チーム医療は、ただ単に多くの専門職が1人の患者さんに対して個々の立場でアプローチするのではなく、各スタッフが互いの情報を共有し、同じ目標に向かってアプローチすることを意味します（図）。

　そのため、カンファレンスを開催し、その決定事項に沿ってアプローチをする必要があります。リハカンファレンスでは、スタッフが一同に集合し、互いがもつ患者さんの情報を提供し、共有しています。

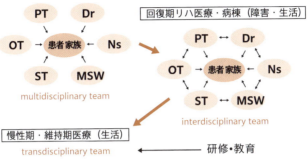

図 チームアプローチと連携（文献1を参考に作成）

　そのうえでリハアプローチの問題点や、それを踏まえたリハの治療方針・予後・ゴール設定・期間について話し合い、共通の目標を確認します。

よきチーム医療とは

リハ医の役割

　単に多くの職種が揃っているだけではよきチーム医療とはいえません。リハ医療では、リハ医学やリハ医療に精通したリハ医をチームリーダーとして、適切にリハゴールとプログラムなどが決定されることが必要です。
　障害面からの疾患管理や、従来の安静第一の医療をいかに打破するかということに関しても、リハ医の責任と考えています。また、リハ医には、チームのそれぞれの専門職がもてる技術を、適切かつ効率よく提供できるように配慮するコーディネーター的な役割も必要です。互いの専門性を理解し合い、医師からの一方的な指示で運用されないチームの関係が大切です。

そのためには、各職種が専門的視点に立って協業するマルチディシプリナリーチームとしてのチームのあり方が求められます。このチームの形態はおもに急性期医療で採用され、その結果、責任は医師にあるとされます。

チームメンバーに求められること

　一方、リハが急性期から回復期へと移行したときには、すこしチームの形態が進化することが望ましいと思われます。

　チームの中心に患者さんや家族がいることは変わりません。しかし、それぞれの職種は、より多職種の専門性や能力を理解し、信頼、尊重したうえで情報を交換し、設定された目標にかかわるとともに、自らチームとして結果に責任を負うインターディシプリナリーチームというあり方が求められます。さらに維持期リハの現場においてチームの一員は、職種を越えて専門的な役割を果たしあうトランスディシプリナリーチームであることも求められています。

病棟での活動が治療成功の鍵になる

　しかし、いかに充実したリハ訓練を行おうと、リハ患者さんの病院での生活の主体は病棟にあります。訓練室での「できるADL」と病棟での「しているADL」をできるだけ近付け、どのように病棟で活動するかは、しばしばリハ治療成功の鍵となります。したがって、よいチームをつくる基盤となるのはやはり看護・介護です。

　高齢者では、安静による廃用症候群は容易に進行し、つくられた寝たきりになってしまうおそれがあります。このつくられた障害の予防には、病棟生活での不必要な安静を防ぎ、「生活全体の活性化」をはかる看護師の役割が大きいです。しかしそれはあくまで、リハチームの一員として協業のなかで発揮される役割であり、常に多職種との緊密な協力のもとで行われるものでなければいけません。

24

家族の指導

　さらにリハチームの一員である家族への指導も重要です。家族の指導は単に退院後の介助指導や能力維持のためだけではなく、障害や活動が改善しつつある回復期リハ中の患者さんにもしばしば必要かつ有効です。各時期での障害による活動制限や、リハゴールへの進捗状況、日常活動での具体的なリスク状況を知ってもらい、リハプログラムで説明したことを理解してもらうことが必要です。

　家族のかかわりは、しばしば障害患者さんの精神の安定に役立ち、できるADLの耐久性や安定性向上にもつながります。この際は看護師・介護士と同様、療法士と十分に意思疎通をはかり、不適切な自主訓練や介助をしないよう指導して、協力してもらうことが大切です。

引用・参考文献

1) Kresevic, D. Interdisciplinary care. Clin Geriatr Med. 14(4), 1998, 787-98.

5 リハ医療の流れ

わが国のリハ医療では、2000年から急性期・回復期・生活期という役割の分化に取り組んできました。公立病院などの急性期リハは絶対量の拡充が遅れており、回復期リハは量的には充実していますが、内容の地域格差が問題です。生活期リハは介護保険サービス中心ですが、今後最も充実が必要です。

リハにおける役割の分化

急性期、回復期、生活期の役割（図）

　近年の医療・介護では、機能の分化と連携、質の確保が重要だといわれています。医療の機能分化に先駆けて、リハではすでに急性期、回復期、生活期と役割が分化されています。

　これは2000年の「回復期リハ病棟入院料」の制度化と、介護保険制度導入の影響と考えています。また、分化により、脳卒中などいくつかの疾患で、地域連携が進んでいます。

　急性期リハは、急性期医療を核とする急性期病院での疾患治療中のリハ医療のことを指します。疾病の治療と平行して、発症早期から開始されるリハを意味し、廃用症候群の予防を目的とした早期離床、早期リハ開始が必須です。近年では、早期呼吸リハや嚥下リハなど、感染や栄養管理へのリハ的関与も重視されています。

　回復期リハは、亜急性期を担う回復期リハ病棟を中心としたリハ医療で、集中的リハ医療により機能回復、ADL向上、家庭復帰を目指しています。近年の脳科学の進歩を受け、脳卒中の機能回復は従来以上に重

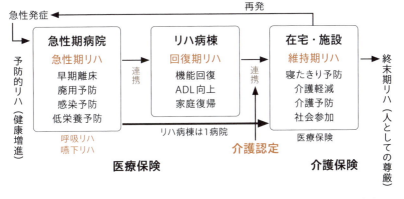

図 リハの流れのなかでの連携（適時、適切なリハサービスの継続的提供）
（文献1を参考に作成）

視されるようになりました。一部の病院では同様のリハを地域包括ケア病棟で行っています。

　生活期リハは慢性期医療でのリハで、在宅の外来や通所、訪問リハ、短期入所リハと、入院（療養病床）、入所（老人保健施設）リハがあります。

ステージごとの課題

　近年、生活期の患者さんでも機能の向上や低下が高率にみられることから、維持期と呼ばなくなりました。2006年の医療・介護報酬の改定で、急性期、回復期は医療保険、生活期は介護保険と整理されました。それぞれのステージのキーワードは「疾病」「障害」「生活」であり、連結部分で的確な情報の伝達が求められています。

　各ステージの課題としては、急性期では早期離床の不徹底や、リハ専門医を含む療法士の人員不足が指摘されました。回復期では、病棟の量の充実とともに、医療の質の格差がアウトカムの差に明確に反映され、配置人員不足や訓練量の不足が原因でADLが十分に向上しないことが指摘されています。

　生活期では、全体的な人員、量の不足と個別的なリハ計画や対応の不

足などが指摘されています。また、ステージに関係なくすべての高齢者は、生活支援のケアプランに先行して自立支援のリハサービスが提供されるべきだと考えています。

生活期でもADL回復の見込みがない障害者や高齢者、認知症患者さん、がん末期患者さんなどのリハ医療は打ち切られる傾向にあります。これに対して、最期の姿が人間らしくあるためにもリハの技術、手法が必要であるとする「終末期リハ」や「介護的リハ」という考え方があります。

終末期リハの定義と内容

「終末期リハ」とは、「加齢や障害で自立が期待できず、自分の力で身の保全をなし得ない人々に、最後まで人間らしくあるよう医療・看護・介護とともに行うリハ活動」と定義されています[2]。

具体的な内容としては、清潔保時、苦痛解除、拘縮予防、呼吸安静、経口摂取、排泄確保や家族へのケアなどへのリハアプローチなどが挙げられます。また、がん末期の患者さんや、認知症患者さんにもリハはしばしば大きな意義を持ちます。

痛みがあり、自分のことが自分でできなくなると「こんな自分は、生きていても無意味で無価値なので早く死にたい」と感じてしまう患者さんもいます。リハがこのスピリチュアルペインを癒すことにしばしば役立つことがあります。

このときのリハは結果が重要なのではなく、行うことに意義があります。認知症になっても、1つの人格として扱われ、可能なかぎりの自由が尊重されなければなりません。リハを通じて、認知症の人たちの心と向き合うことにより、人としての尊厳を保つことになると実感しています。

リハ医療の今後

わが国の回復期リハ病棟は順調に増え、全国で人口10万あたり50床の初期目標は優に達しています。入室条件や疾患も拡大され、リハ医療

の中心を担う存在となりました。

　今後、在宅や生活期リハの充実とともに、通院リハと通所リハの整理や、必要時に回復期リハ病棟を有効に利用できる新しい仕組みづくりが求められます。

引用・参考文献

1) 栗原正紀. "回復期リハビリテーション". 高齢者リハビリテーション医療のグランドデザイン. 日本リハビリテーション病院・施設協会編. 東京, 青海社, 2008, 30-42.
2) 大田仁史. "思想としての終末期のリハビリテーション". 地域リハビリテーション原論 Ver.7. 東京, 医歯薬出版, 2001, 28-31.

6 廃用症候群とリハ

Essence

廃用症候群はリハ医療の現場から発信された概念です。疾患による安静、臥床、不活動によって関節、筋、骨、皮膚、心肺機能、消化器機能などのすべての身体機能および精神機能が低下する状態のことをいいます。

廃用症候群の治療は困難なことも多いため、予防が重要になります。そのため、医師や看護師、介護士などすべての医療スタッフの意識改革が必要です。

廃用症候群とは

廃用を学問として医学の世界に提示したのは1940年代のアメリカで、リハ医学の発展の時期と一致しています。現在ではリハ医学を中心にスポーツ医学、体力医学の分野に広がり、NASAの重要な研究テーマの1つでもあります。

廃用症候群とは、Hirschbergら[1]が1964年に発行した教科書のなかで用いた「disuse syndrome」という言葉を和訳したものとされています。また、疾病や障害が存在するがゆえに制約などが生じて引き起こされる障害を二次障害とし、これを廃用症候群（disuse syndrome）と過誤症候群（misuse syndrome）に分類しました。

しかし、廃用症候群という言葉は欧米では一般的ではなく、不活動（inactivity）、不動（immobility）、脱調節状態（deconditioning）などの言葉が使われています。

廃用には、局所的な不動または疾病により運動制限を余儀なくされる

ことで、身体活動全体が低下する低活動あるいは不活動、ベッド上生活を強いられる臥床などが含まれます。その診断基準も定まっておらず、安静、臥床、不活動によって症状が引き起こされた場合に、廃用症候群と診断されています。

廃用症候群が及ぼす影響の認知

医療の世界では、運動と健康の関係について述べられていることは多いですが、安静と不健康について述べられていることは少ないです。

身体と精神の機能は使用しないと衰えるということは常識ですが、わが国では従来、その影響は過小に評価されてきました。長期臥床の害やその早期予防の必要性も、リハ以外の医療現場では無視されてしまうことも多くみられます。

高齢者の廃用症候群

また、高齢者は廃用症候群を発生しやすく、回復も困難です。近年、高齢化が進み、疾病で入院した患者さんが、疾病が治癒した後も過度の安静や低活動状態による廃用症候群のため、寝たきりになってしまうことが増えています。

廃用の局所的影響[2]

関節への影響

廃用の局所的影響として関節、筋、骨、皮膚などが挙げられます。

正常な関節でも、2～3週間の固定で拘縮が出現し、4週で筋や関節内に結合組織が増殖します。8週では非可逆的な関節軟骨の生成や、筋腱接合部の変性となり、これは年齢にかかわらず起こります。

筋力への影響

筋力は、不動により1週間に10％ずつ、1カ月間減少し続けます。したがって、1カ月の安静で筋力はほぼ半減し、同時に筋萎縮も生じます。

筋力の低下は、股関節周囲筋や大腿四頭筋、背筋などの抗重力筋や大きい筋で著しくみられます。筋線維のなかでは、若年に比べて高齢者でも、保たれやすい収縮速度の遅い遅筋（タイプ1線維）の萎縮が優位です。そのためベッド上での筋力の維持は困難です。

骨への影響

　骨は1日3時間の立位保持がなければ、カルシウム排出量が増え、骨萎縮（骨粗鬆症）が進みます。骨萎縮は、まず骨代謝回転の速い海綿骨に優位に生じ、後皮質骨も萎縮します。骨量の減少も下肢や腰椎など荷重のかかる骨で著しくみられます。

　したがって、転倒するとそれらが骨折しやすく、一度転倒や骨折をすると、いっそう安静をとる悪循環に陥ることになります。これが高齢者が寝たきりになる原因のひとつです。

全身的影響

　皮膚は褥創に代表されます。また、全身的影響として心肺機能、消化器機能の低下があります。若年の健康成人の場合でも、3週間の安静臥床後には、心拍出量の低下により体力を示す最大酸素摂取量が25％低下します。

　また、起立性低血圧も必発で、体力低下が易疲労性を生み、安静による体力低下という悪循環に陥ります。さらに廃用により、身体機能だけでなく精神機能や知的機能も低下するおそれもあります。また不動は、肺炎や静脈血栓症を引き起こす主要な原因ともなります。

廃用症候群の予防と対策

　急性期リハは、ベッドサイドでリスク管理を行い、座位や立位などの活動を早期から活発に行い、廃用症候群を予防することが重要な目標です。

　進行した廃用症候群の治療は困難です。そのため、安静を必要とする

患者さんには予防を心掛け、もし廃用を生じても軽いうちにリハを開始することが重要です。

しかし、リハを行えばすべての廃用が予防され、改善されるものでもありません。疲労感や転倒への不安からいっそう廃用を進行させるという悪循環を断つためには、疲労を意識した少量頻回訓練や内容を指導した自己訓練（自主訓練ではない）、背面フリーの座位を重視した病棟での活動促進など、看護師や家族も巻き込んだアプローチが必要です。そしてなによりもこれらを重要と考える意識改革が必要です。

また、生活期でも、閉じこもりにより廃用症候群は発症します。活動低下は年齢や身体的要因のみならず、家族への依存や周囲の人々の対応による意欲低下など、心理的要因や物理的、人的環境など環境要因が重なり、悪循環を形成していると思われます。

この生活期の廃用対策としては、運動量の維持とともに生活の再建や仲間づくりなどの社会的リハも重要です。

引用・参考文献

1) Hirschberg, GGほか. リハビリテーション医学の実際：身体障害者と老人の治療技術. 廃用症候群. 改訂2版. 三好正堂訳. 東京, 日本アビリティーズ. 1980, 32-43.
2) 梶原敏夫. 廃用症候群. 医学のあゆみ. 163(5), 1992, 397-400.

# 7 嚥下障害とリハ

　人間にとって、摂食とは基本的ADLであり、楽しみや尊厳にもかかわる重要な行為です。したがって、リハや生活体力の基礎となる栄養確保の手段として、肺炎などをきたさない安全な摂食方法が求められています。
　嚥下障害は、嚥下造影（VF）検査や嚥下内視鏡（VE）検査に加えて、意欲や認知、耐久性など多面的な評価が必要です。食事形態や介助方法の工夫で、経口摂取可能となる患者さんも多くみられます。

摂食嚥下障害とは

「食べる」ということ

　われわれにとって「食べる」ことは、生命維持において必須の活動であり生きていくうえでの楽しみでもあります。そのため摂食嚥下障害には、誤嚥性肺炎・窒息の危険、脱水・低栄養の危険、食べる楽しみの喪失をともないます。

摂食嚥下障害の原因

　摂食嚥下障害はさまざまな病態により生じます。おもに口腔、咽頭、喉頭、食道の器質的原因と神経筋疾患による機能的原因に分けられますが、心理的、認知的、医原的および加齢の影響も大きいです。
　加齢の影響は、味覚閾値の上昇による嚥下反射の低下や歯牙欠損による咀嚼力の低下、呼吸・嚥下の協調性の低下および咳反射、気道防御機能の低下などが挙げられます。

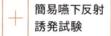

図 当院での嚥下訓練の流れ

　嚥下反射の中枢は脳幹（橋～延髄）にあり、弧束核と延髄網様体の介在神経によって構成され、三叉神経・舌咽神経・迷走神経を介する口腔および咽・喉頭の感覚情報と大脳皮質からの情報が入力されます。また、大脳の嚥下関連部位として、島、帯状回、感覚・運動野などが指摘されています。

評価方法とリハ

評価方法

　嚥下リハは、診察と評価から始まります。診察では摂食状態や意欲、認知、運動機能、ADLなどを評価します。

　評価方法は反復唾液嚥下テスト（repetitive saliva swallowing test：RSST）またはゼリーや水分を使用した食物テストを行います。誤嚥性肺炎後の患者さんやRSSTが行えない患者さんには、簡易嚥下反射誘発テスト（simple swallowing provocation test：SSPT）を実施します[1]（**図**）。

　STによる摂食嚥下リハ開始後は、経口摂取に関するリハ計画が立てにくいため、不顕性誤嚥（むせのない誤嚥）が疑われるときには、VFやVEによる評価を追加します[2]。

VFは、バリウムなどの造影剤を含んだ模擬食品を用いて、食塊残留の有無などを評価し、食物の種類や姿勢よる変化、残留物をクリアする手技を確認します。VEは、経鼻内視鏡下に食物を摂取させ、嚥下動態を評価します。どちらも機動性に優れており、ベッドサイドや訪問診療でも使用されています。

基礎訓練

　嚥下リハは、食物を使用しない基礎訓練と食物を使用する摂食訓練に分けられます。

　基礎訓練は、嚥下反射を誘発するためにアイスマッサージやブローイング訓練を行います。また、口腔器官の運動訓練や喉頭挙上を強化することを目的とした頭部挙上訓練（shaker訓練）や、嚥下に関与する筋の筋力強化のための開口訓練などが有効とされているため、盛んに行われています。また、喉頭閉鎖の強化を目的として、息こらえ嚥下訓練も行われます。

摂食訓練

　摂食訓練では、食物形態の選択と摂食姿勢の決定が重要となります。食物形態は、嚥下機能の改善に合わせて段階的に難易度をあげていきます。重度の嚥下障害患者さんではゼラチンゼリーやペースト食が選ばれますが、液体の嚥下や固形物の咀嚼・嚥下は最もむずかしいとされています。そのため摂食姿勢は重要で、30〜45°ギャッチアップで頚部屈曲がいちばん安全な姿勢といわれています。

　また、麻痺がみられるときは、麻痺側へ頚部を回旋すると、咽頭残留が減少することが多いです。ただし、左半側空間無視がある患者さんでは、頚部を左に回旋すると摂食が困難になる患者さんもいるので、注意が必要です。いずれにしろVFやVEでの評価を参考にリハを進めていきましょう。

嚥下障害の予防と改善に必要なこと

　嚥下障害の改善には、一般的な嚥下関連器官だけでなく、呼吸や体幹機能向上、さらに注意や意欲などの向上も必要になることが多いです。また、嚥下リハ以外のリハアプローチとともに良好な栄養状態に保つことが必要です。そのため、経口摂取量が少ない場合には、経腸栄養などの代替栄養法を行います。そして嚥下機能改善の予後判定を行ったうえで、胃瘻造設や間欠的径管栄養法を選択することが望ましいです。

　高齢者の肺炎の大部分が誤嚥性肺炎で、その多くが夜間に口腔内容物を誤嚥して発生するという報告もあります[1]。また、薬物投与による嚥下反射の改善や悪化の報告も多くみられます。そのため、誤嚥性肺炎を予防するには、食事形態や食事姿勢のみならず、食後の座位や口腔ケアの指導、投薬を含めた包括的な取り組みが必要です。

引用・参考文献
1) Teramoto, S. et al. Decision- making for safe feeding after stroke. Lancet. 356 (9238), 2000, 1352.
2) 藤島一郎. 嚥下障害のチームアプローチとその実際. 臨床栄養. 96(3), 2000, 238-43.

8 介護予防とリハ

　近年、転倒予防や認知症予防など、「健康長寿」のための介護予防教室が各地で行われています。なかでも、近年有酸素運動の認知症予防の効果が証明されました。
　健康長寿者は、各自工夫した体操を行っており、また、自らが楽しいと思う活動を積極的に行っている人が多くみられます。そのため、各人独自の意欲的な活動が最も大切であると思われます。

死亡原因と寝たきりの原因は異なる

　わが国の死亡原因の上位はがん、心疾患、脳血管疾患、肺炎などが挙げられます。しかし、要介護状態の原因の上位は死亡原因とは異なり、脳血管疾患、認知症、転倒骨折、骨関節疾患などが挙げられます。
　また近年、寝たきりの原因として、とくに認知症の比率が高くなっています。介護保険制度が実施され20年以上になりますが、軽度介護者の大幅な増加と、サービスを利用する高齢者の介護度悪化の現状を踏まえて、「健康長寿」や「介護予防」が重視されています。また、最近ではフレイル対策とよばれることも多くなりました。

要介護状態からの適切な対応が重要になる

　要介護状態になったときには、まず適切で十分なリハを受けることにより、できるだけADLの自立を促すことが前提であることは言うまでもありません。必要なリハを行った後に、必要な介護サービスと継続的

- 運動マウスで、アルツハイマーの原因となるアミロイドβタンパク質（神経細胞）の分解酵素である、ネプリライシンが2倍に増えた
- 1,449人を20年フォローし、週2回以上20分以上の有酸素運動でアルツハイマー病のリスク1が0.38と減少した

有酸素運動が、認知症予防に対して明確な効果があることが証明された

図1 運動とアルツハイマー病（文献1、2を参考に作成）

な自立支援サービスが提供されることが重要です。

高齢者リハにおける3つのモデル

また、要介護となる原因に沿った高齢者リハとして、「脳卒中モデル」「認知症高齢者モデル」「廃用症候群モデル」が想定され、取り組まれています。

人間の身体は使わなければ、あらゆる機能が低下することがわかっています。なかでも高齢者は、この「廃用症候群」にとくに容易に陥ってしまいます。

一般的に高齢者は、身体や精神のみでなく、社会的立場からも不活動に陥りやすい状況にあることが原因です。また、健康関連体力として、筋力・柔軟性・持久力が重視されています。高齢者の体力のうち筋力は、バランス能力に比べて比較的鍛えやすく、衰えにくいことも知られています。そのため、高齢者の下肢筋力訓練や転倒予防教室、パワーリハなどが盛んに行われています。

介護予防において大切なこと

また、認知症予防には、エビデンスのある有酸素運動の習慣よりは、いわゆる「脳トレ」が行われることが多いです（**図1**）[1, 2]。いずれにしろ介護予防にとって大切なことは、どのような活動をするかではなく、個々の高齢者が、それぞれ地域社会とのかかわりを保ち、楽しいと感じられる活動に意欲を感じて続けることであると考えています（**図2**）。

- 筋力トレーニング 　　　　　　個別性 (楽しい)
- 転倒・骨折予防 ➡ 活動向上 (参加)
- 低栄養改善 　　　　　　　　　(意欲、体力、環境)
- 口腔ケア
- 閉じこもり予防 　　　　　　　街づくりの視点
- (認知症・うつ病予防) 　　　　高齢者の生き方

図2 介護予防事業

引用・参考文献

1) Lazarov, O. et al. Environmental enrichment reduces Abeta levels and amyloid deposition in transgenic mice. Cell. 120(5), 2005, 701-13.

2) Rovio, S. et al. Leisure-time physical activitiy at midlife and the risk of dementia and Alzheimer's disease. Lancet Neurol. 4(11), 2005, 705-11.

9 リハと栄養

Essence

　医療現場では、筋力量の乏しい高齢者に侵襲的医療を行うことも増えてきました。それにともない、積極的な栄養サポートをリハとともに行うことが必要となっています。
　リハ栄養とは、障害者や高齢者の機能・活動・参加を最大限発揮できるように、リハの際に栄養状態も同時に評価し、必要な栄養管理とともにリハを施行することを意味しています。

身体活動の向上には適切な栄養評価と管理が不可欠

栄養状態でリハ内容を決定する

　身体活動の向上には、筋力をはじめとした運動機能の向上が必須であり、運動療法はその中心的な役割を果たしています。一方、筋量ならびに筋力や運動機能が低下する代表的な病態をサルコペニアといいます。
　サルコペニアは、加齢性のものと疾患などによる二次性のものに分類されます（図1）。また、リハの対象となる疾患の大半で考慮されるべき病態です。このような筋タンパク質代謝のバランスが崩れた病態では、いかにタンパク質同化作用を促進し、異化作用を抑えるかが鍵になります。
　そのため、介入の際は不用意な運動負荷を避け、病態の悪化をまねかないように適切な栄養評価と管理のもとで運動療法を施行することが求められます。栄養評価を行わずにレジスタンストレーニングや持久力増強訓練を実施してしまうと、低栄養のため、逆効果となる可能性もあります。したがって、もし今後の栄養状態が悪化すると予測される場合に

> - 加齢性サルコペニア（原発性または一次性）
> - 二次性サルコペニア
>
> 　活動低下由来：長期臥床やベッド上生活、廃用症候群、脱
> 　　　　　　　　重力状態
> 　疾病由来：心臓、肺、肝臓、腎臓、脳などの臓器疾患
> 　　　　　　の進行、炎症性疾患、腫瘍、内分泌疾患
> 　栄養不良由来：不適切なエネルギー／タンパク質摂取
> 　　　　　　　　胃腸疾患、食思を引き起こす薬剤の使用

図1 **サルコペニアの要因別分類**（文献1を参考に作成）

は、機能維持を目標としたリハのみを実施しましょう。

栄養アセスメントを行う際のポイント

　このように、「栄養はリハのバイタルサイン」「栄養ケアなくしてリハなし」といえるので、リハ施行の際は栄養アセスメントが必須になります。

　そのため、アセスメントの際には、①栄養障害を認めるか、原因はなにかを評価する、②サルコペニアを認めるか、原因はなにかを評価する、③摂食嚥下障害を認めるかを評価する、④現在の栄養管理は適切か、今後の栄養状態はどうなりそうかを判断する、⑤機能改善を目標としたリハを実施できる栄養状態かを評価するといった5つのポイントが挙げられます。

栄養状態とADLの関係

　当院でも高齢者の多い脳卒中急性期入院患者さんを対象に、入院時の栄養状態（BMIやAlb値）とリハ開始時のADLおよび回復期リハ後の退院時ADLの変化（機能的自立度評価法〔FIM利得〕）の関係を検討したところ、低栄養とADL利得に優位な相関がみられました。

　また、低栄養の患者さんでは、入院中の合併症の頻度も有意に高率にみられました（**図2**）[2]。脳卒中による麻痺性の嚥下障害も高頻度でみられますが、回復期リハ中には嚥下リハとともに栄養サポートチーム

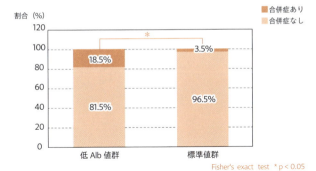

図2 Alb値と合併症（肺炎・尿路感染・胆嚢炎）（文献2を参考に作成）

（NST）と協力して栄養管理を行い、栄養状態に応じて負荷量を考慮したリハアプローチを進めることが大切です。

引用・参考文献

1) サルコペニア診療ガイドライン作成委員会．"サルコペニアの分類"．サルコペニア診療ガイドライン2017年版．東京，ライフサイエンス出版，2017, 2.
2) Kokura, Y. et al. Nutritional intake is associated with activities of daily living and complications in older inpatients with stroke. Geriatr Gerontol Int. 18(9), 2018, 1334-9.

10 ニューロリハ

Essence

　人の活動を支える関連臓器系は、①神経 − 筋肉 − 感覚器系、②骨－関節－皮膚系、③心－肺－血管系、④消化器－泌尿器系（摂食 − 排泄系）があります。

　神経 − 筋肉 − 感覚器系は、筋活動を通した出力系だけでなく、活動を調整する制御系の要であり、学習系の中心でもあります。したがって、神経 − 筋肉 − 感覚器系のリハを名付ければニューロリハということになります。

ニューロリハとは

　近年、コンピューター技術の進歩にともない、複雑な神経系活動の解析や理解が深まり、神経科学、とくに人間の脳を対象とした神経科学が急速に発達しました。その分野で、次々に発見されたあらたな知見がリハに応用されるようになって生まれた言葉が「ニューロリハ」です。

　わが国でのリハ医学は、もう1つの重要な臓器系である骨 − 関節 − 皮膚系を扱う整形外科分野からスタートしました。しかし、近年は高齢社会となり、重篤な活動障害を引き起こした病態が、脳血管障害など神経系疾患に多いこともあって、神経 − 筋肉 − 感覚器系のリハが主流となってきました。

　そのころ、世界ニューロリハ学会（world federation for neurorehabilitation：WFNR）傘下の学会として、2010年に日本ニューロリハ学会（japanese society for neural repair and neurorehabilitation：JSNRNR）が創設されました。そして現在、この領域はますます大きな分野となり

44

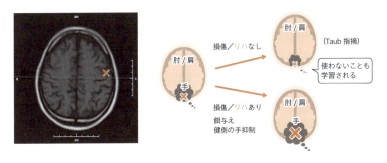

図1 脳の可塑性（代行作用、plasticity）（文献1を参考に作成）

つつあります。

これからのニューロリハに期待されること

近年、以前は「再生しない」といわれていた中枢神経系の可塑性にフォーカスがあたり、その可能性を追求する神経科学が勢いをもっています（**図1**）[1]。また、その存在を確かめ、証明するためのニューロイメージングも著しく進歩しています。そして活動の視点からさまざまな介入法（ニューロモジュレーション）やリハロボットなどが開発されています[2,3]（**図2**）。

また、促通という方法論の意味付けも学習の視点から整理されつつあります。そのほか、細胞治療、嚥下・排尿障害、活動解析なども話題となっています。しかし、まだまだ理論は神経科学に基盤をもち、強固であっても、新しいがゆえに個々の技法の効果については科学的な検証が追いついていないのが現状です。

今後あらたなニューロリハ技法について、効果の科学的検証とともに、経験の蓄積も必要になると思われます。また、たくさんの研究者が参入してきましたが、リハ医学の原点が「活動に対しての医学」であるという点も、関連各科専門家との連携のなかで核になる部分だと考えられます。

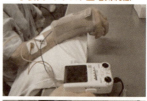
吊り上げ式免荷＋ロボットスーツ

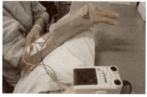
手装具＋アシスト型電気刺激

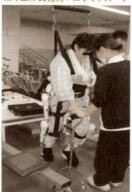

図2 あらたなリハ機器による新しいリハ

引用・参考文献

1) Nudo, RJ. et al. Neural substrates for the effects of rehabilitative training on motor recovery after ischemic infarct. Science. 272(5269), 1996, 1791-4.
2) Shindo, K. et al. Effects of neurofeedback training with an electroencephalogram-based brain-computer interface for hand paralysis in patients with chronic stroke : a preliminary case series study. J Rehabil Med. 43(10), 2011, 951-7.
3) Fujiwara, T. et al. Motor improvement and corticospinal modulation induced by hybrid assistive neuromuscular dynamic stimulation (HANDS) therapy in patients with chronic stroke. Neurorehabil Neural Repair. 23(2), 2009, 125-32.

11 がんとリハ

Essence

　2006 年に制定された「がん対策基本法」では、がん患者さんの生活の維持向上が責務であるとされていますが、患者さんの QOL を重視したケアまで支援するという点では不十分でした。

　がんリハは、がん患者さんの機能改善や ADL の維持・改善を目的に行っています。どんな状況でも QOL の向上をあきらめないがんリハの必要性は、今後さらに増大していくと思われます。

がんリハにおける療法士の役割

　がん患者さんへのリハのかかわり方は、がん自体による局所・全身の影響や治療の副作用、臥床や悪液質にともなう身体障害に大きく左右されます。

　リハはがんに対する治療と並行して行われ、療法士はリハ医だけでなく主治医や病棟スタッフと十分なコミュニケーションをとりながら情報の共有化をはかることが大切です。

　また、2010 年 4 月から「がんのリハビリテーション」が診療報酬で認められるようになりました。がんリハの研修を受けた病院の療法士は、がんリハチームとして主治医や病棟の看護師、薬剤師、栄養士と協力し、がん患者さんのリハを進められるようになりました。

　また「緩和ケアチーム」とも協力してリハを行い、痛みのある患者さんに対しても他職種と情報を共有して、できるかぎり患者さんの QOL が向上するように努めています。また、機能障害に対しての装具処方や嚥下障害があれば、安全な嚥下が可能になるようにがんのリハ処方を行

47

- 予防的（preventive）：がんの診断後の早期（手術、放射線、化学療法の前から）に開始。機能障害はまだないが、その予防を目的とする
- 回復的（restorative）：機能障害、能力低下が存在する患者さんに対して、最大限の機能回復をはかる
- 維持的（supportive）：腫瘍が増大し、機能障害が進行しつつある患者さんのセルフケア、運動能力を維持、改善することを試みる。自助具の使用、動作のコツ、拘縮、筋力低下、褥瘡など廃用予防の訓練も含む
- 緩和的（palliative）：終末期のがん患者さんに対して、そのニーズを尊重しながら、身体的、精神的、社会的にもQOLの高い生活が送れるように援助する

図 悪性腫瘍のリハの分類（文献1を参考に作成）

います。

がんと共存する

　欧米では、1970年代にがん治療における医学的リハが導入されました。また、がんのリハビリテーション医療を病期に応じて、予防的リハ、回復的リハ、維持的リハ、緩和的リハの大きく4つの段階に分けることができます（**図**）。

　近年、がんは半数以上が治るようになってきました。そのため、がんの治療を終えた、あるいは治療を続けている患者さんが増加しており、「不治の病」から「がんと共存」する時代になりました。

　わが国では、2006年に「がん対策基本法」が制定されました。基本的施策として、がんの予防および早期発見の推進、研究の推進などが挙げられます。これに並んで、どこでも高い医療の質を提供できることの促進が挙げられました。

　また、専門的な知識および技能を有する医師や、そのほかの医療従事者の育成、医療機関の整備など、がん患者さんの療養生活の質の維持や向上を行うことが、国や地方公共団体などの責務であることが明確にされました。そのため、がんにともなう障害の軽減、運動機能低下や生活機能低下の予防や改善は、リハの主要な治療対象のひとつになりつつあ

ります。

がんリハの特徴

　がんリハが脳卒中などのリハと違うところは、タイムリミットがあること、骨折などのリスクが高いことです。そのため、リハ科専門医の医学的な状況判断とリハ効果の判断によるリハ計画が必要になります。

　緩和ケアにおけるリハの目的は、余命の長さにかかわらず、患者さんとその家族の要望を十分に把握したうえで、その時期においてできるかぎり可能な最高のADLを実現することです。

　がん患者さんは、強力な化学療法や全身照射にともなう副作用や合併症により、廃用症候群に陥りやすくなります。また、入院期間も長期にわたることが多く、抑うつや孤立感を生じることから、それらの予防を目的とした訓練プログラムが必要です。

がんリハの内容

　そこで柔軟体操や軽負荷での抵抗運動、自転車エルゴメータまたは散歩のような有酸素運動を取り入れ、患者さんの体調に合わせて実施する必要があると考えました。

　がんの治療中の全身持久力トレーニングは、筋力や持久力などの筋骨格系機能および心肺系機能を改善させ、患者さんの活動性やQOLの向上にもよい影響を及ぼすという研究結果が多く報告されています。

　そのため、がんリハは自己コントロール感や自立心を増進させ、不安や恐怖心を軽減する可能性をもつといえます。とくに終末期のがん患者さんに対しては、そのニーズを尊重しながら、症状緩和や廃用予防、創作活動などを通じてQOLの向上を目的とします。

　そこには、残存能力と補完的手段によるADL維持も含まれ、「達成感」や「楽しみ」などの心理的維持、さらには家族のサポートも行うことが重要です。

引用・参考文献

1) Dietz, JH. Rehabilitation of the cancer patient. Med Clin North Am. 53(3), 1969, 607-24.

2) 辻哲也. "悪性腫瘍(がん)". 現代リハビリテーション医学. 改訂第3版. 千野直一編. 東京, 金原出版, 2009, 493-505.

12 運動器疾患とリハ

Essence

　近年、患者さんの高齢化が進行していることから、運動器疾患に対するリハのニーズが高まっています。
　運動器とは、骨・関節・筋肉とそれに付随する腱・靭帯・椎間板・半月板などのことを指します。運動器疾患の予防や治療のため、運動療法、物理療法を介して除痛や身体機能の改善をはかる医療が運動器疾患のリハです。
　日本整形外科学会は要介護状態に陥りやすい状態をロコモティブシンドロームとして、ADL低下予防の必要性を啓発しています。

術後リハの内容

　運動器疾患とは、一般的には整形外科疾患のことを指します。骨・関節・靭帯などの骨格系器官が、外傷や疾患によって直接的に損傷を受けた場合の骨関節疾患手術後の後療法としてリハは重要です。
　術後リハはおもに、関節可動域（ROM）訓練（自動・他動）、筋力増強訓練（等尺性・等張性など）、歩行訓練、ADL訓練などが行われます。近年、高齢者の脊椎圧迫骨折や大腿骨頚部骨折は増加傾向にあり、術後リハの結果は認知症の有無に強く影響されます。
　また、昨今は肩関節周囲炎、腰痛性疾患、変形性膝関節症などに対するリハの予防・治療効果を科学的に証明しようという試みが多くみられます。

- 2007年9月に日本整形外科学会が提唱
- 7つあるロコモチェックのうち1つでも該当すればロコモの疑いがあるとして、運動器の評価と予防体操がすすめられる
  ① 片足立ちで靴下がはけない
  ② 家のなかでつまずいたり滑ったりする
  ③ 階段を上がるのに手すりが必要
  ④ 横断歩道を青で渡れない
  ⑤ 15分続けて歩けない
  ⑥ 2kg（1Lの牛乳2本）程度のものを持ち帰れない
  ⑦ 家のなかのやや重い仕事（掃除機の使用や布団の上げ下げ）が困難
- ある基準以上のロコモが運動器不安定症（図2）

図1 ロコモティブシンドロームの特徴
（文献1、2を参考に作成）

- 65歳以上、①〜⑪のような運動器機能低下をきたす疾患があり、日常生活自立度J、A（支援〜介護2）に該当する。また、片足立ちが15秒未満または3m timed up and go（TUG）テスト11秒以上
  ① 脊椎圧迫骨折および各種脊柱変形
  ② 下肢の骨折（大腿骨頚部骨折など）
  ③ 骨粗鬆症
  ④ 下肢の変形性関節症（膝、股）
  ⑤ 腰部脊柱管狭窄症
  ⑥ 脊髄障害
  ⑦ 神経・筋疾患
  ⑧ 関節リウマチおよび各種関節炎
  ⑨ 下肢切断
  ⑩ 長期臥床後の運動器廃用
  ⑪ 高頻度転倒者

図2 運動器不安定症診断基準
（文献1、2を参考に作成）

ロコモティブシンドロームの定義と予防

　世界保健機関（WHO）が2000年から実施した「運動器の10年」世界運動の影響により、虚弱高齢者が要介護状態になることを防ぐ手段として、運動器リハが期待されるようになりました。

　そして2007年9月には、日本整形外科学会が、加齢にともなう筋力の低下や関節・脊椎の疾患、骨粗鬆症などにより運動器の機能が低下し、要介護状態に陥りやすい状態を「ロコモティブシンドローム」と名付け、積極的に予防することを提唱しました。

　またその一部で、早期に身体機能の低下を確認した患者さんを運動器不安定症と診断し、予防的だけでなく治療的リハも進めるようになっています（図1、2）[1, 2]。

　ロコモティブシンドローム予防体操の基本は、スクワットと片足立ち

の2つの訓練です。この訓練が正しく行われれば、易転倒性が改善することを証明した研究も多くみられています。

しかし転倒には、知的要因など多因子が原因になると思われるため、身体機能の改善だけでなく、栄養改善や生活改善、環境改善、認知症予防など包括的なリハアプローチが必要であると考えます。

引用・参考文献
1) 帖佐悦男. 地域におけるロコモティブシンドローム対策. 治療学. 44(7), 2010, 791-4.
2) 中村耕三. 超高齢社会とロコモティブシンドローム. 日本整形外科学会雑誌. 82(1), 2008, 1-2.

13 内部障害とリハ

Essence

　身体障害は、障害者福祉法で視覚、聴覚、言語、肢体不自由、内部の5つの障害に分類されています。そのなかの内部障害には、心臓、呼吸器、腎臓、肝臓、膀胱・直腸、小腸、免疫の7つの機能障害があります。

　内部障害のリハは、理学・作業・言語療法に加えて、薬物・食事療法・患者教育を包括的リハとして行います。そのためADLやQOLだけでなく、生命予後の改善にまで威力を発揮し得る治療です。

内部障害者が増加傾向にある

　わが国の肢体不自由者は約180万人と、近年ほぼ横ばいなのに対して、内部障害者は年々増加しています。最近、内部障害者の割合が身体障害者全体の30％を突破し、肢体不自由と比較しても60％超えとなっています。

　その内訳は心臓機能障害が過半数を占めており、次いで腎臓機能障害、膀胱・直腸機能障害、呼吸器機能障害となっています。いずれも高齢者の割合が高く、今後も増加が続くと予想されていますが、依然としてそのリハアプローチが普及しているとはいえません。

心臓リハの適応疾患と今後の課題

　近年、心臓リハの適応疾患が拡大され、心筋梗塞以外にも狭心症や冠動脈バイパス術後、心臓弁膜症術後、大動脈瘤術後、心不全、心臓移植

術後、末梢動脈疾患なども診療報酬の対象となりました。

また、心臓リハは、心疾患患者さんの運動耐容能ならびにQOLと予後改善に大きく貢献することが証明されています[1]（図1）。しかし、心臓リハ施設基準取得施設はまだまだ少なく、その普及が課題になっています。

これに対して呼吸器リハの施設基準の取得は容易なため、呼吸器リハは比較的普及しており、慢性閉塞性肺疾患（COPD）患者さんを中心にその効果も証明されています。

当院では、ICUなどの急性期呼吸不全へのリハを、休日を含めて早期から実施し、好結果を得ています。今後、すべての急性期病院で、術後呼吸器リハを含めた急性期呼吸不全へのリハアプローチが必要と考えられます。

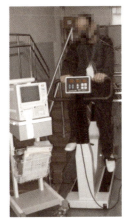

図1 心臓リハとしての有酸素運動

腎臓リハの特徴と今後

腎臓リハは、増加の一途をたどる慢性透析患者さんに対してエビデンスに沿って始まり、診療報酬の対象になったことから、近年では拡大傾向にあります。また、透析施行中の初期の時間帯に、中等度の有酸素運動や低強度の筋力増強訓練を行うことで、運動耐容能低下や廃用症候群、ADL、QOL低下に対して効果があることが証明されています。

腎臓リハは、今後、透析中にも使用しやすい運動機器（図2）の普及やプログラムの開発、さらなる診療報酬の後押しがあれば、著しく発展していく分野だと思います[2]。そのほかにも肝臓機能障害患者さんへのリハの取り組みも始まっています。

いずれの内部障害リハにおいても、在宅生活におけるADLの自立や向上、QOLの改善、復職のみがゴールではないということです。

内部障害のリハではそれらに加えて、運動耐容能の増加や動脈硬化の

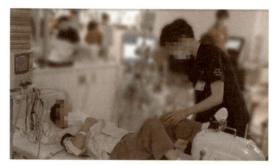

図2 透析中に施行する腎臓リハ

改善、心血管危険因子の是正、その結果としての生命予後の改善というめざましい効果も示されています。そのため、今後の基本的な治療の一部となることが望まれます。

引用・参考文献
1) 後藤葉一. わが国における心臓リハビリテーションの現状と将来展望. 日本冠疾患学会雑誌. 21(1), 2015, 58-66.
2) 上月正博. 透析患者における運動療法の重要性. 臨床透析. 27(10), 2011, 1291-8.

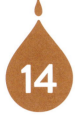

14 脳神経疾患とリハ

Essence

神経疾患は、後遺症を残すことからリハの対象になることが多いです。しかし、神経疾患の診療に従事しながら、リハについては敬遠している医師もいまだ多くみられます。また神経疾患リハには、リハ的評価技術に加えて、神経学の基礎と臨床両面の知識が必須です。

一方、脳卒中リハは急性期から開始され、地域連携パスを使用して、より効率的に行われるようになりました。最近では、脳科学の発展や脳の可塑性に基づく新しいリハ介入の手段が出現しています。

神経疾患の特徴

神経系は意識、運動、感覚、感情、意欲、知的機能など多くの機能を営んでいます。さらに、自律神経系を介して全身臓器の機能と関係し、内分泌機能とも密接に関連しています。したがって、その損傷は目に見えやすい障害となり、ADLの低下をきたすことが多いことが特徴です。

リハの対象になる神経疾患

神経系の疾患は、常にリハの重要な対象となってきました。さらに脳や脊髄、末梢神経など神経系の働きは高度に分化しており、ほかの領域によって代償されにくいため、損傷を受けると完全な機能回復が困難なことも多くみられます。

リハの対象となる神経症候で最も多いのは、運動障害です。運動障害

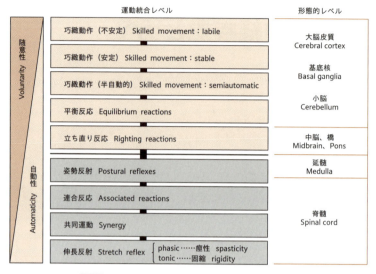

図1 神経生理学的アプローチ（文献1より転載）

には、運動麻痺や運動失調、錐体外路系運動障害、失行などが挙げられます。

運動麻痺の特徴

運動麻痺は、上位運動ニューロン（中枢性）麻痺と下位運動ニューロン（末梢性）麻痺の2つに分けられます。この2つは筋トーヌスなど、筋力低下の質に差がみられるだけでなく、リハアプローチの方法も異なってきます。

すなわち末梢性麻痺では、筋力増強訓練、ROM訓練などの比較的単純な量的アプローチが行われます。一方、中枢性麻痺では、これに加えて神経系の発達と関連し、反射や反応の影響を考慮した、より複雑な神経生理学的アプローチも必要になります（**図1**）[1]。

また、近年の脳科学の進歩により、脳の可塑性を高めるさまざまな治療法の開発が進んでいます。なかでも、反復性経頭蓋磁気刺激（rTMS）治療は侵襲性も高くなく、今後、有望な治療法であると考えています

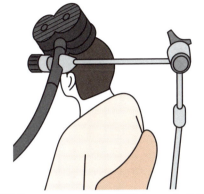

図2 反復性経頭蓋磁気刺激（rTMS）治療

（図2）[2]。

　パーキンソン病で代表される、錐体外路系運動障害や責任病巣から小脳性、感覚性、前庭性などに分けられる運動失調へのリハは、運動麻痺のリハよりも遅れているため、確立されているとはいえません。

　また感覚障害は、運動のフィードバック手段として重要ですが、障害の種類も多く、分布や病変も多彩で、能力回復の阻害因子となることも多いです。そのため、高次脳機能障害は、脳神経疾患リハの症候としてますます重要となっています。

引用・参考文献
1) 上田敏. 目でみる脳卒中リハビリテーション. 東京大学出版会. 1981, 10.
2) 佐々木信幸. 経頭蓋磁気刺激療法による運動麻痺へのアプローチ. J. of Clinical Rehabilitation. 30(6), 2021, 596-603.

15 高次脳機能障害とリハ

Essence

高次脳機能障害とは、ADLの予後を左右する障害です。従来の失語症や失行症、失認症、半側空間無視などに加えて、2004年に「記憶障害・注意障害・遂行機能障害・社会的行動障害」に行政的高次脳機能障害として診断基準が作成されました。

高次脳機能障害の診断の際には、適切な評価を行い、ADLや社会生活の問題を解決するためのアプローチを重視することが大切です。

高次脳機能障害の特徴

症状

近年、交通事故や脳卒中の後遺症として、「高次脳機能障害」が注目されるようになりました。高次脳機能障害の症状は、「記憶力が低下する」「注意力が低下する」「会話ができなくなる」「計画が立てられなくなる」「字が読めなくなる」「計算ができなくなる」「道に迷うようになる」「左側を見なくなる」「怒りっぽくなる」などさまざまです。

高次脳機能障害（神経心理学的症状）には、左大脳皮質損傷による失語症、失行症、失認症、ゲルストマン症候群、右大脳皮質損傷による左半側空間無視、左半側身体失認、地誌的障害などがあります（図）[1]。

原因

高次脳機能障害の原因は、脳血管障害が最も多く、そのほかにも頭部外傷や脳腫瘍、脳炎、低酸素脳症などが挙げられます。症状の頻度は失

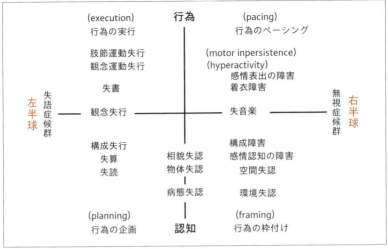

図 おもな神経心理学的症状と左右半球機能との関係（文献1を参考に作成）

語症が最も多く、全体の約60％を占めています。次いで注意障害や記憶障害、左半側空間無視などが20％以上みられています。

　頭部外傷に限定すると、記憶障害や注意障害、遂行機能障害、行動と情緒の障害など新診断基準の障害の頻度が高く、損傷部位はおもに前頭葉や側頭葉にみられます。

診断基準

　2004年に厚生労働省が診療報酬上の診断基準を作成し[2]、「記憶障害、注意障害、遂行機能障害、社会的行動障害」の診断基準が示されました。これは身体障害者福祉法などの対象とならない後遺症に主眼をおいて作成されたものでした。

　軽い高次脳機能障害の場合、障害を受けていることに患者さん本人も家族など周囲の人も気付かないケースも多くみられます。そのため、障害のせいで忘れっぽくなったり、怒りっぽくなったりしていても、それを性格のせいだと誤解され、社会生活に支障が生じている場合も少なくありません。

診断方法

　高次脳機能障害の診断は、①臨床症状、②頭部画像所見（症状に対応する責任病巣の所在）、③神経心理学的検査（症状に対応する神経心理検査の低成績）より行います。

　なかでも、③神経心理学的検査は、標準化されたものを選択し、リハチームとして行われることが望ましいです。検査方法はさまざまで、標準失語症検査（SLTA）やWAB失語症検査、改訂長谷川式簡易知能評価スケール（HDS-R）、ウエクスラー成人知能検査改訂版（WAIS-R）、日本版ウエクスラー記憶検査（WMS™-R）、日本版リバーミード行動記憶検査（RBMT）、trail making test（TMT）、BIT行動性無視検査日本版、三宅式記銘力検査、ベントン視覚記銘検査（BVRT）、Wisconsin card sorting test（WCST）、遂行機能障害症候群の行動評価日本版（BADS）、コース立方体組み合わせテスト、かなひろいテストなどを行うことが多いです。

高次脳機能障害はリハを始めるタイミングが重要

リハの内容

　高次脳機能障害はなるべく早期にリハを始めることが重要です。リハ内容としては、高次脳機能障害そのものの改善をはかるリハ（言語能力の改善、記憶能力の改善など）、代償手段を身に付けるリハ（記憶障害に対するメモの利用、言語障害に対する機器の代用など）、行動変容療法（易怒性や自発性低下などの問題行動を軽減する行動療法）、および環境調整（人的、物的、法的社会的資源の提供）などが挙げられます。

早期からリハを始めるために

　まず、ADLを行ううえでどのような問題があるかを明らかにし、問題を解決していくことが重要です。次に料理、洗濯、買い物、外出、金銭管理、電話、余暇活動などの手段的日常生活動作（instrumental

ADL：IADL）について、ADLと同様にどのような問題があるかを明らかにします。そこから具体的に成功体験をつくっていくことが大切です。ADLやIADLの改善には、自分の障害についての自覚が成功のカギとなります。また、家族など周囲の理解と協力も必要です。

正しく評価し、治療を継続することが重要

　高次脳機能障害では、リハと並行してしばしば薬剤が併用されます。記憶障害にはアセチルコリンエステラーゼ阻害薬、注意障害にはブロモクリプチンや塩酸アマンタジンが使われます。

　うつ状態の改善には選択的セロトニン再取り込み阻害薬（SSRI）などが使用され、攻撃性や焦燥感軽減にはクエチアピンやバルプロ酸が効果を示す場合も多くみられます。

　高次脳機能障害の改善にはしばしば時間がかかります。そのため、正しい評価を行い、諸事情を理解し、フォローやサポートをしてくれる医師や療法士、医療ソーシャルワーカー（MSW）、臨床心理士などを見つけ、あきらめずにリハや薬物治療を続けることが大切だと考えています。

引用・参考文献

1) 宮森孝史. 右脳損傷患者の高次脳機能障害とリハビリテーション. リハビリテーション医学. 31(3), 1994, 192-204.

2) 中島八十一. 高次脳機能障害支援モデル事業について. 高次脳機能研究. 26(3), 2006, 263-73.

1章

15

高次脳機能障害とリハ

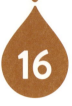

16 痙縮治療とリハ

Essence

痙縮とは、脳卒中などによって生じる上位運動ニューロン症候です。また、痙縮によって疼痛や機能障害、ADL低下や介護負担増大をきたします。

おもな治療法は、薬物療法やITB療法、神経ブロック、装具、電気、手術療法などさまざまです。また、2010年10月にボツリヌス療法が上・下肢痙縮の保険適用になったことから治療の主流となりました。それにともない、近年のリハ治療が大きく変わろうとしています。

ボツリヌス療法の特徴

痙縮は脳卒中麻痺肢にみられますが、発症3カ月後の患者さんの約20%にみられた麻痺肢の痙縮は1年後に約40%、5年後に約60%に認められ、経過とともに増強することも多いです。

2009年に策定された脳卒中治療ガイドラインでは、脳卒中後の上肢・下肢痙縮治療として、ボツリヌス療法が唯一推奨グレードAと判断されました。

ボツリヌス療法とは、ボツリヌス菌（食中毒の原因菌）がつくり出す天然のタンパク質を有効成分とする薬を、筋肉内に注射する治療法です。注射した筋肉の神経筋接合部で神経伝達物質（アセチルコリン）の放出が抑制され、筋収縮の抑制により筋緊張が軽減されます。

ボツリヌス菌を直接注射するわけではないため、適正に使用すればほとんど副作用は認められません。そのため、1989年から世界80カ国以

上の国で上肢・下肢の痙縮に使用されてきました。また、注射後3〜4カ月で神経筋伝達は再開し、筋弛緩作用も減弱するといわれているため、注射後のリハが重要となります。

ボツリヌス治療の効果

上肢に期待される効果

上肢では他動的な動きが容易となり、介助も含め、更衣がしやすくなり清潔が保ちやすくなりますが、注射前に困難であった自力でのROM訓練も可能なことが多くみられます。

指屈曲が可能であっても伸展は不可だった症例の場合、前腕・指屈筋の痙縮軽減により握力が増加し、手の機能が向上する例もあります。このときに治療的電気刺激（TES）や麻痺手の積極的な使用（CI療法）の併用も有用です。

下肢に期待される効果

下肢では、内転筋などの痙縮軽減によりオムツ交換の介助量軽減が期待されます。歩行障害の軽減のために、大腿筋（直筋や二頭筋）を治療することもありますが、多くは下腿の痙性（内反、尖足、槌趾）のコントロールが目標となります。

正確な筋同定には、超音波診断装置や電気刺激装置が必須です。また、下肢筋の痙縮が軽減されれば、短下肢装具の適合性がよくなり、変更可能なことも多くみられます。

痙縮治療の目的とボツリヌス治療の効果

上肢、下肢とも治療1カ月後には、痙縮評価尺度（MAS）のグレードで約1段階の低下がみられました。治療満足度を調査すると、70％の患者さんに強い満足がみられたとの結果もでています。痙縮治療の目的とボツリヌス治療の効果は次のとおりです。

①手足の筋肉が柔らかく動かしやすくなることで、更衣・移乗・歩行・巧緻動作などのADLが行いやすくなる。また、手や腋、陰部などの清潔も保ちやすくなる。

②手足の筋肉のつっぱりによる痛みがやわらぎ、痙縮の予防も期待される。

③手足の筋肉が柔らかくなり、リハの効果が良くなり、新しいリハにも取り組める。

④オムツの交換や更衣介助が行いやすくなり、介護負担が軽減される。

痙縮による異常姿勢パターン

　当院では、2010年12月からボツリヌス療法を開始し、年100例の治療を行っています。また、2024年までに約300名に延べ1,500回の治療を行ってきました。上肢・下肢の痙縮による異常姿勢パターンは**図1、2**のとおりです[1]。

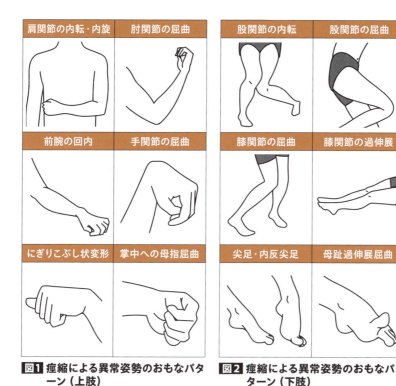

図1 痙縮による異常姿勢のおもなパターン（上肢）

図2 痙縮による異常姿勢のおもなパターン（下肢）

引用・参考文献
1) 正門由久. その評価とマネージメント. 臨床脳波. 48(4), 2006, 241-7.

17 疼痛治療とリハ

　近年、疼痛センターでは、チーム医療として新しい取り組みが行われるようになりました。
　疼痛のなかでも、痛みが3カ月以上継続する慢性疼痛の治療はしばしば難治性で、完治が困難なことも多くみられます。慢性疼痛患者さんでは、脳内変化として報酬系や抑制系の破綻が指摘され、その脳内変化を修復することが必要となります。そのため、運動療法に加えて認知行動療法やニューロリハなどの新しい治療法が取り組まれるようになりました。

痛みの定義

　国際疼痛学会は、2020年7月に痛みの定義を「実際の組織損傷もしくは組織損傷が起こりうる状態に付随する、あるいはそれに似た、感覚かつ情動の不快な体験」に改訂しました。また、痛みは生物学的、心理的、社会的要因から影響を受ける主観的な経験であることも強調されました。
　痛みはリハ医療の対象となる運動器疾患や脳血管疾患、がんなど多くの疾患に共通する問題です。そのため、痛みの改善のためのリハ医療への期待は大きく、痛みの多面性を理解した適切な評価やアプローチが求められます。

慢性疼痛の特徴

　慢性の難治性疼痛になると、痛みが3カ月以上継続し、通常の投薬治

> - **脳報酬系の機能不全**
>   前頭前野と側座核の連結の異常
> - **下行性疼痛抑制系の機能不全**
>   感情-認知システム、感覚-運動システムの異常
> - **運動恐怖に基づく不適応（恐怖回避モデル）**
>   扁桃体の過活動から前頭前野活動低下
> - **脳内身体地図の変容（不使用の学習モデル）**
>   患肢の不使用による体部位再現の狭小化
>   感覚-運動ループの破綻による頭頂葉機能不全

図1 慢性疼痛の脳内変化（文献1を参考に作成）

療だけでは軽減が困難です。そこで、脳内変化を踏まえた新しいアプローチが必要になります。

また、痛みの慢性化はいくつかの脳機能不全をきたすことが知られています。報酬に関与する神経系が側座核で、報酬価値の判断をするのが内側前頭前野です。その報酬予測と意思決定にかかわる前頭前野と側坐核の機能的連結の異常（脳報酬系の機能不全）は、痛みの軽減をうまくキャッチできない状態に陥らせます。そのため、報酬に基づく意思決定に問題を生じます。

また、前頭前野と感覚運動野から吻側延髄腹内側部を経由して、脊髄後角へ連結する下行性疼痛抑制系の活動が、慢性難治性疼痛患者さんでは十分働かないこと（下行性疼痛抑制系の機能不全）が、疼痛の慢性化と難治性に関与することがわかってきています。

そのほか、運動恐怖による扁桃体の過活動により前頭前野がさらに活動低下することや、疼痛四肢の不使用による感覚運動野の萎縮や機能不全などがあります（**図1**）。

慢性難治性疼痛に対する新しいリハは、これらの脳機能不全を改善させることを意識して行われています。

- **薬物療法、リハ治療、心理療法、インターベンション**
  （慢性疼痛治療ガイドライン 2021 のエビデンス B 以上とされた治療）
- **慢性疼痛へのリハ**
  運動療法、認知行動療法、マインドボディ Ex、ニューロリハ
  （触覚識別課題、段階的運動イメージ、VR、TMS など）、集学的リハ
- **慢性疼痛への心理療法**
  認知行動療法、マインドフルネス、アクセプタンス・コミットメント・
  セラピー（ACT）
- **慢性疼痛へのインターベンショナル治療**
  高周波熱凝固、パルス高周波法、脊髄刺激法

図2 慢性疼痛への新しい戦略（文献 2 を参考に作成）

疼痛への治療方法とニューロリハ

認知行動療法とは

　認知行動療法とは、前頭前野に働き「痛みのためになにもできない」から「痛みがあっても行動できる」ように行動変容を行う心理療法です。近年のガイドラインで推奨されている治療法の1つですが、運動療法と併用して行うことがすすめられています。

あらたなニューロリハへの期待

　さらに機能不全となった脳内への新しいニューロリハとして、ミラーセラピーや段階的運動イメージ訓練、触覚識別訓練、仮想現実療法（VR）、経頭蓋磁気刺激療法（TMS）が推奨されています（図2）。

　これらは複数科の医師や看護師、PT、薬剤師、管理栄養士、臨床心理士などの多職種による集学的医療により行われます。診療報酬上の問題点がありますが、これらのニューロリハを導入している疼痛センターもすこしずつ増えています。

　今後はリハ内容も運動療法のみでなく、新しいニューロリハが取り込まれるよう期待しています。

引用・参考文献
1) 森岡周. 慢性疼痛の脳内メカニズム. Jpn J Rehabil Med. 58(11), 2021, 1243-9.
2) 慢性疼痛診療ガイドライン作成ワーキンググループ編. 慢性疼痛診療ガイドライン. 東京, 真興交易医書出版部. 2021. 47-138.

2章

急性期、回復期、
生活期の看護・介護
をめぐるエッセンス

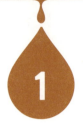

介護保険利用前にするべきことは

> 厚生労働省では、医療と介護の連携が重要課題であると指摘されています。介護保険サービスを利用する際は、医療的リハビリテーション（以下、リハ）によりできるだけ生活の自立度をあげてから利用すること（リハ前置主義）が介護保険法にも記載されています。介護保険リハサービス利用中の急激な日常生活動作（ADL）の低下に対しても、医療的リハの柔軟な対応や利用が検討されるべきです。

介護サービス利用前にADLが低下してしまった症例

　70歳男性、脳梗塞による左片麻痺をきたし、入院リハ後、屋内外ともに杖と短下肢装具（AFO）を使用し歩行自立しました。要介護1で、退院後は入浴サービスと週1回の通所リハ（デイケア）、週1回の訪問リハを利用していました。

　男性は玄関で転倒し、腰部打撲後疼痛が強く現れたため自宅で安静にしていましたが、訪問スタッフのすすめで整形外科を受診し、腰椎圧迫骨折と診断されました。

　本人に入院希望がなかったため、介護保険のリハサービス再開となりましたが、腰痛で1カ月間歩行することなく臥床が続いていました。腰痛が軽減し立位を取ろうとしても介助が必要で、ポータブルトイレを使用するにも介助が必要でした。失禁もみられるようになったので、ケアマネジャーと相談し、デイケア、訪問リハを週2回に増やすことになりましたが、1カ月経ってもポータブルトイレへの移乗に介助を要しました。

本法律の目的
加齢に伴って、要介護状態になった者に、必要な保険医療サービスおよび福祉サービスに係る給付を行い、要介護状態になった者が有する能力に応じて自立した日常生活を営むことができるよう、国民の共同連帯の理念に基づき、介護保険制度を設け、それにより国民の保険医療の向上および福祉の増進を図ることを目的とする。

図1 介護保険法第一章第一条
（文献1から引用）

国民は、自ら要介護状態となることを予防するため、加齢に伴って生ずる心身の変化を自覚して常に健康の保持増進に努めるとともに、要介護状態となった場合においても、進んでリハビリテーションその他の適切な保険医療サービス及び福祉サービスを利用することにより、その有する能力の向上に努めるものとする。

図2 介護保険法第一章第四条
（文献1から引用）

　転倒2カ月後、訪問療法士のすすめでリハ科外来を受診することになりました。腰椎圧迫骨折が確認され、腰痛は改善しましたが、下肢筋力低下のため歩行は不可でした。回復期リハ病棟へ入院し、毎日午前・午後と入院リハをしたところ、入院1カ月後にポータブルトイレの使用が自立、2カ月後にトイレ歩行ができるようになり自宅退院となりました。退院後は訪問リハなどを再開し、現在も継続中です。

考察

　近年、介護保険サービスは、生活期リハサービスの主流となりました。しかし、介護保険法第一章第一条や第四条（**図1、2**）に述べられている、介護サービス利用前のADL自立を支援するリハや介護サービス利用の際の自立支援の視点が忘れられていることは少なくありません。ケアマネジャーの知識や能力の差も問題ですが、脳卒中などの既往があると、短期間の安静でも容易に廃用をきたし、ADLを低下させてしまいます。この急激なADL低下は介護保険サービス（リハを含む）では対応できず、結局ADLが低下したまま固定してしまいます。

　ADLが不十分な患者さんに骨折や肺炎が発生すれば入院となり、治療と併用して入院リハが行われますが、打撲や上気道炎だと普通は入院にはなりません。しかし1週間の安静でも、やっとの思いで歩行してい

た患者さんは歩行できなくなり、寝たきりになることもあります。介護保険のリハサービスは、悪化時の短期集中リハが認められますが、回復期リハ病棟のリハとの量的な差は歴然です。

　本例も、もうすこし早くリハ科を受診すれば、回復期リハ病棟で週7日リハをし、もうすこし早く自宅復帰でき、逆にもうすこし受診が遅ければ歩行不能となっていたかもしれません。医療・介護の枠組みのなかで、病気の重症度だけでなく、ADL低下の重症度も考慮した入院および回復期リハの適応を考える必要があると考えます。

引用・参考文献

1) 厚生労働省. 介護保険法（平成9年12月17日法律第123号）. 厚生労働省ホームページ. https://www.mhlw.go.jp/web/t_doc?dataId=82998034&dataType=0&pageNo=1（2025年2月閲覧）.

入院時に必要な情報とは

Essence

　当院では、入院患者さんの80%からリハ依頼があり、365日リハが施行されています。リハ施行に必要な入院時ADL基本情報については代々の看護部長と検討し、そのつど入力項目を変更してきました。基本的なADLとして、入院前の移動、食事、排泄に関する情報は必ず電子カルテに入力するようにし、看護師に認知症や行動障害と要介護度を確認してもらっています。リハ評価が入院前より悪ければ、入院前の状態がリハ目標です。病状が改善しても、ADLが低下した状態での退院を少なくするため、入院前の情報の確認は、医療者の義務であると考えています。

情報収集不足によりADLが低下してしまった症例

　88歳女性、最近1人暮らしが困難となったため、当院近くの娘宅へ引っ越しをしました。以前から心不全や膝の変形性関節症で投薬をうけていましたが、介護保険は未申請でした。心不全の悪化により救急入院となり、入院時、看護師はADLはほぼ自立という入院前情報のみ電子カルテに記載しました。治療のためバルーンが留置され、ベッド上安静が指示されましたが、治療3日後に心不全は改善しバルーン抜去、安静解除の指示がありました。

　また、尿意はしっかりしており、排泄のナースコールはできましたが、立位が不安定なため看護師の判断で日中はポータブルトイレ介助での排泄、夜間は頻尿のためオムツが使用されました。数日後もポータブルト

イレの自立はむずかしかったため、リハを依頼されました。

　初診時、看護師が入院前の ADL 情報が不十分であると感じ、娘に電話をして自宅での ADL を確認しました。自宅のトイレには手すりがあり、日中は手押し車を使用してトイレへ行き、夜間は電動ベッド周囲に設置した手すり付きポータブルトイレを自立して使用できていたため、オムツは使用したことがないとのことでした。さっそく使用していた手押し車を持参してもらい、ベッド周囲のポータブルトイレの使用環境を自宅に近い環境に整えると、すぐに排泄やトイレ歩行は自立しました。その後、体力の回復をはかり、介護保険を申請し、自宅退院となりました。

考察

症例にかかわる問題

　この症例はまれではなく、しばしば経験する症例です。問題としては、まずリハの開始がすこし遅かったことでした。リハの開始があとすこし遅れていたら、不可逆的な廃用でリハ後も入院前の ADL 低化状態での退院になっていたと思われました。

　次の問題は、入院前 ADL の情報収集が不十分で、その後も追加の情報収集を行わなかったことです。ベッドからの立位時は電動ベッドの高さ調整をしていること、屋内も手押し車を使用していること、夜間は手すり付きポータブルトイレを使用していることなどの情報が最初からあれば、安静解除直後から ADL の低下は防げたと思われました。

入院時に情報収集できなかった場合

　このように入院前の ADL の情報がない場合、病気が治っても、もとの状態で在宅へ戻せない高齢の患者さんも多いので、ADL に関する情報を決められた様式に沿って収集し、多職種に共有することが必須です（図1）。入院時に収集できなかったとしても、問題意識があればその後の収集は可能です。入院時に看護師が対応すべき事項は増えているので、簡潔に情報を記載することも必要となっています。

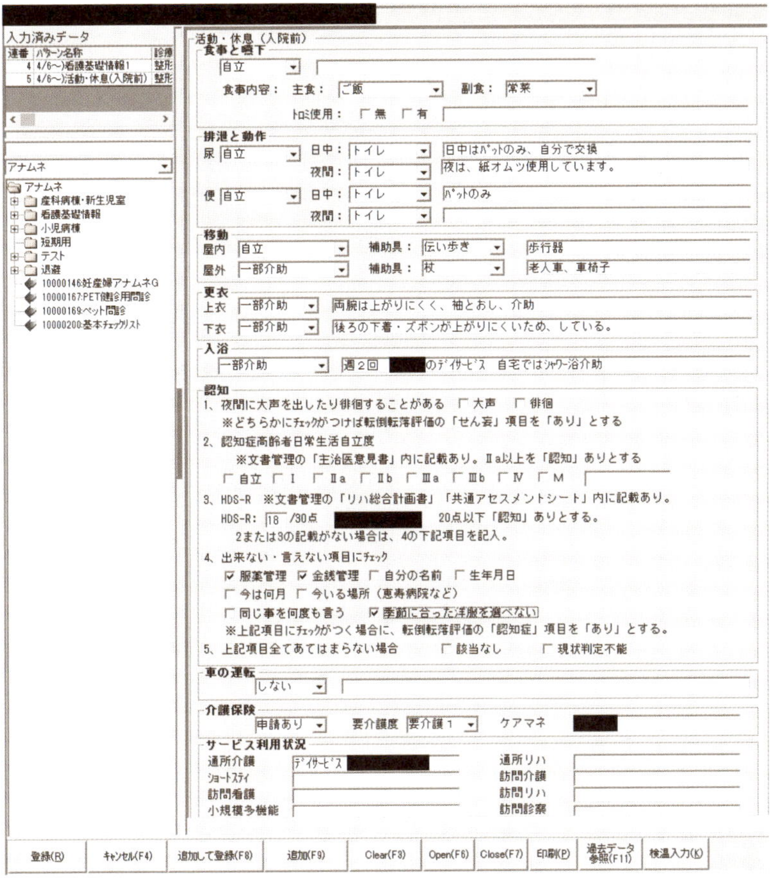

図1 入院時ADL情報の記入様式

共有ツールの作成

　著者らは、地域のケアマネジャーと協力して介護・医療連携用紙を作成し、少なくとも地域で介護サービスを利用している人の基本的情報を共通の様式で共有できるようにしました（**図2**）。ツールがあっても必要であるという意識がなければ使用されないので、病気治療のために入

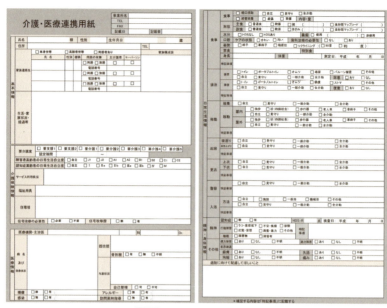

図2 介護・医療連携用紙

院した患者さんに対して、病気が治ればそれでよいというわけではなく、ADLも低下せずに退院させようとする気配りが大切だと考えます。

3 介護とリハの違いは

　実際にADLを介護している様子と、リハ訓練としてADL訓練中の介助の様子は同様にみえますが、リハ訓練としてのADLの介助とADL介護としての介助は異なる目標で行われています。リハのADL訓練はADL自立度を向上させ、介助を減らすことを目的としていますが、ADLの介護はできないことを助けるためのADL介護で、本人や介助者の労力が少なく安定したADL遂行が目的です。

段階的、計画的にADL訓練を行った症例

ゴールの設定

　79歳男性、右中大脳動脈領域のアテローム血栓性梗塞による左片麻痺と左半側空間無視により急性期治療後、発症1カ月後に当院回復期リハ病棟へ転院しました。

　転院時、左上下肢の完全麻痺と重度感覚障害、左半側空間無視、左半側身体失認があり、端座位は可能でしたが、立位保持はできず介助が必要でした。また、妻と2人暮らしで妻は自宅にいましたが、外出も多いとのことでした。

　食事は、食器を視野の右側に置くことにより自力摂取可能で、尿意のコントロールもよく、ナースコールも可能でした。しかし、左半側空間無視が重度だったため、広範な病巣から注意障害改善には限界があると考え、ゴール設定を約2カ月でポータブルトイレ自立、3カ月で屋内杖歩行見守りとしました。

ADL訓練の開始から退院にむけて

　病棟でのADL訓練として、尿意を感じたらナースコールを押しても
らい、ポータブルトイレを介助で使用することから開始しました。移乗
の介助量は右へ移乗するときは軽介助でしたが、左へ移乗する際は重度
の要介助状態で、ベッドの高さや手すりの位置により介助量は著しく変
動する状態でした。

　はじめは介助量が少なくなるよう、こまめに環境を変えながらポータ
ブルトイレを使用するように指導し、介助量が少なくなるにつれ環境を
変えずに本人が全体として最も介助量の少ない環境で、見守りを中心に
行ってもらうように難易度を調整しました。その結果、転院から4週後
には手すりがあればポータブルトイレ使用が見守りで可能になり、5週
後には自立できるようになりました。

左短下肢の装具の作成

　また、同時期に左の短下肢装具（AFO）を作成し、7週目から看護師
と病棟で歩行介助ありの排泄訓練を開始しました。1カ月後にはほぼ見
守りでの屋内歩行可能となりましたが、予期せぬ左側の物品には注意が
いかず、転倒しそうになることには改善がみられませんでした。

　これらのことから転院時に設定したゴールをほぼ達成したと考え、家
族指導を行い、介護サービス調整し、転院から4カ月で自宅退院となり
ました。

考察

「介護」ではなく、「リハ介護」を意識する

　回復期リハ病棟で最も重要な訓練の1つはADL訓練です。患者さん
が自分1人でADLを行う際に援助が必要な場合には、認知機能が問題
ない入院患者さんはナースコールを押して介助を求めます。

　リハ病棟以外では、時間をかければ可能なADLやすこしの援助だけ
で可能なADLに対して、全介助されてしまうことは少なくありません。

80

環境設定やすこしの援助、誘導、促しを行い、見守られながら患者さん自身でADLを行うことは立派なリハです。

　高齢の患者さんは入院により、以前は容易にできていたADLに援助を要するようになります。そして以前のように自立するためには、段階的、計画的に進歩していかなければ、いつまでもADLは自立しません。

　また、リハ室で行っていることを病室ではまったく行っていない患者さんも多いため、リハと看護・介護は適切で頻回な情報交換を行い、ADLが自立できそうな患者さんや、介助量を軽減できそうな患者さんには単なる介護を行うのではなく、リハ介護を行ってほしいと考えています。

早期から的確なゴールを設定する

　そうはいってもADLが自立していない人には介助が必要です。リハ計画に沿ってADL訓練を行っている場合の介助は自立へ向けた訓練のための介助で、できないから援助する介護とは異なります。リハ施行は必ず予後予測に基づく目標設定を行ってから開始することが一般的なので、ゴールを早期に的確に設定すること、そのために段階的に環境や難易度を調整していくことが重要です。予測時期までに予期した結果が得られなかったときは、ゴールの変更が必要になります。

　このようにゴールを明確にしたり、変更したりするプロセスが重要で、その結果を多職種やスタッフ間で共有し繰り返すことが、早期から的確なゴールを設定できるようになっていくためには必要です。

介助の必要性の判断や共有

　一方、適切なリハ計画が共有できないと、リハ場面で可能となってきていること（できるADL）が実際のADL 場面（しているADL）で生かすことができず、自立度が向上しているにもかかわらずいつまでも介護者のペースで介助されたままになってしまうおそれがあります。その結果、回復期でほぼ自立となり得た、または自立できたADLが介助のまま生活期に移行されることになります。

このようなことがないように療法士や看護師、介護スタッフは常に自立を促す介助が必要な状態かどうかを判断して介護方法を決定し、家族にも指導してほしいと思います。また、十分なリハが施行されずに介護となった場合は、介護者もはじめはそのような視点をもって介護を開始しましょう。

4 使用する歩行補助具は

Essence

歩行補助具にはさまざまなものがありますが、大まかに片手で使用する杖と、両手で使用する歩行器に分けられます。杖は手で支持するものと肘で支えるものがあり、歩行器は車輪が2輪または4輪付いているものと車輪がまったく付いていないもの、ほかにもソリ型があります。

歩行補助具は使用する本人の病状や筋力、認知機能などにより選択されますが、使用する環境も重要な要因となります。体幹筋力、耐久性にも左右され、環境により数種類使い分ける場合もあります。また、患者さんが希望するものを選択する配慮も必要です。

①2輪のブレーキ機能付き歩行器を使用した症例

73歳男性、肺がん末期でトイレまでの歩行が困難となったため、リハが依頼されました。がん末期のため、栄養低下や易疲労性に加えて下肢の筋力低下も著明でしたが、認知機能は問題ありませんでした。杖での立位は不安定ですが両手でつかまれば可能だったため、まずは4輪の歩行器で歩行訓練を開始しました。

しかし、歩行は可能でも、止まると不安定で安全に静止することがむずかしかったため、車輪のないピックアップ歩行器を試すことにしました。ピックアップ歩行器では静止は安定しましたが、すぐ歩行に疲れてしまい、トイレまでの移動は困難でした。

次に2輪でブレーキ機能の付いた歩行器にしたところ、歩行時は車輪により容易に進み、静止時もブレーキ機能を使うことで安定して止まれ

ることがわかったため、トイレ歩行に使用することにしました。患者さんが自分で歩行器を使用しながらトイレ歩行を開始したところ、筋力改善もみられたため一時退院となり、自宅ではより使用しやすいソリ型歩行器をレンタルすることになりました（図1）。

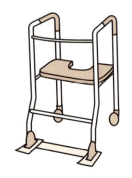

図1 ソリ型歩行器

②ウォーカーケインを使用した症例

　79歳女性、変形性膝関節症で整形外科外来通院中、右ラクナ梗塞による左片麻痺で入院し、リハ依頼されました。左麻痺は軽度で感覚障害も高次脳機能障害もなく、すぐポータブルトイレは自立し、その後見守りで杖歩行が可能となり、病棟で看護師見守りでのトイレ歩行を開始しました。

　しかし、両膝痛や両下肢筋力低下、耐久性低下がみられ、トイレまでの歩行も介助を要することがありました。とくに麻痺している左下肢の荷重が不安定でしたが、ウォーカーケインに変更したところ、すぐにトイレ歩行は自立し（図2）、その後入浴も自立、屋外は手押し車を用意することで買い物も可能になったため、自宅退院となりました。

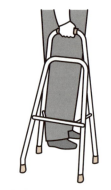

図2 ウォーカーケイン

③4輪の手押し車を使用した症例

　81歳男性、多発性脳梗塞で入院し、屋内は手すりを利用しての独歩、屋外は杖歩行でした。多発性脳梗塞の再発で体幹機能が著しく低下し、

杖歩行が困難になったため、4輪歩行器でのトイレ歩行を看護師介助のもと開始しました。その後、見守りとなりましたが歩行はワイドベースの小刻み歩行で、両下肢を振り出すときに歩行器の枠にぶつかってしまい不安定でした。

そこで4輪の歩行器から4輪の手押し車に変更してみると、両下肢の振り出しがスムーズになり歩行が安定しました。その後、介護保険の申請や屋内段差解消と入浴サービスを調整し、自宅退院となりました。

考察

歩行補助具にはさまざまな杖や歩行器がありますが、しばしば不適切なものが使用されている場面も見られます。長さが合っていない杖を使用している患者さんも多く、主治医もあまり意識していないようですが、適切な長さに変更すると楽になったと感謝されることがよくあります（理由があって短めや長めにしている場合を除く）。

また、杖底面の面積を広げることにより荷重時の患肢は安定しますが、この場合、杖の重量も考慮することが大切です。

歩行器には前述したように車輪なし、2輪、4輪、ソリ型のものがあり、ブレーキ機能が付いているものと付いていないものもあります。ブレーキ機能は認知症ではない人でないと使いこなせませんが、あると役立つことも多く、体力が著しく低下したがん患者さんには有効です。

また、下肢の振り出し時に歩行器に足がぶつかってしまう人もしばしば見られますが、歩行器を変更すると改善することもあるので試してみる価値はあります。人が歩行補助具に合わせるのではなく、その人にあった歩行補助具を選択して使用できたらよいですね。

5 誤嚥性肺炎の絶食は

Essence

　誤嚥性肺炎は近年増加傾向にある疾患です。誤嚥性肺炎と診断されれば、すぐに絶食することが治療に必須であると誤解されています。とくに週末入院時に多く、栄養状態の悪化が嚥下機能をさらに低化させてしまうため、病棟によっては看護師が簡易的な嚥下テスト（改訂水飲みテスト〔MWST〕や反復唾液嚥下テスト〔RSST〕）を施行し、嚥下の難易度を下げる食下げをして食事を提供しています。対応には入院前の摂食状況や介助状況の情報確認が必須です。

　食下げ可能で食事介助でない場合はまずは食下げし、介助や見守りでの経口摂取を継続し、嚥下リハを依頼すれば、患者さんにとっての利益となります。

低栄養と低活動により摂食嚥下機能がさらに低下した症例

　87歳女性、心不全と血管性パーキンソン症候群の診断で内科通院中でした。2年前から家族と同様の食事ではむせやすくなったため、軟飯や軟菜食を摂り、水分は少量ずつ摂取することでなんとかむせずに摂食していました。

　しかし、受診1週間前から食事量が少なくなり、発熱がみられたため内科を受診し、誤嚥性肺炎の診断で入院となりました。入院時の胸部CT検査で両側下肺野の肺炎像がみられたことから抗菌薬の点滴が開始となり、絶食が指示されました。金曜日に入院し、月曜日にリハ科に摂食開始にむけた嚥下機能評価と嚥下リハの依頼がありました。

患者さんは入院1週間前からの経口摂取量の低下に加え、著しい活動量の低下があり、以前はトイレ歩行が自立していましたが現在はオムツ交換となっていました。低栄養と低活動がさらに摂食嚥下機能を低下させていると考えられたため、すぐに全粥ソフト食やとろみを付けたお茶、高カロリードリンクの摂取を開始するとともに、ベッド周囲での排泄訓練を開始しました。

　開始から約1週間で全粥ソフト食の自力摂取と歩行器を使用してのトイレ歩行が自立し、2週後には独歩でのトイレ歩行が可能となったため、家族に在宅での食下げの指導を行い、自宅退院となりました。

考察

　金曜日に誤嚥性肺炎の患者さんが入院すると、月曜日までは自動的に絶食とされることは少なくありません。ミキサー食を介助で摂取している患者さんの場合、さらなる食下げは困難なので終末期でなければ体位や交互嚥下などの介助方法の変更や、いったん絶食での状態改善が必要かもしれません。しかし、常食や刻み食を自力で摂取していた患者さんは、見守りや介助で経口摂取が可能なことが多いので、絶食ではなく、まずは食下げでの経口摂取を継続しながら肺炎を治療することが望ましいと思われます。

　また、座位での介助で送り込みが悪いときは、ギャッチアップ30〜40°で顎を引いた姿勢での介助へ変更し、麻痺側の咽頭残留が疑われるときには麻痺側へ首を向けての嚥下などが必要になります（**図**）。

　実際に経口摂取を開始し、摂取状況を確認してからリハを依頼できるので、リハ評価も容易となり低栄養や廃用による嚥下障害、ADL 低化を少なくできると考えられます。低栄養や廃用でも一部の嚥下筋の萎縮が進行することがわかってきており、できるだけ廃用や低栄養を進行させずに肺炎治療や摂食嚥下リハを進めることが重要です。

条件
・リラックスした状態で嚥下諸筋の動きが出せる
・随意的な動きに障害があっても送り込み可能
・誤嚥しにくい

留意点
・患者さんのベストポジションを発見する
・長時間の同じ姿勢による苦痛を調整して食事を継続
＊むせが多い場合、介助は患側から（一側嚥下）

直立位のメリット（頚部屈）
食べ物が咽頭に落ちにくい
視野が広く意欲アップ
上肢が動かしやすい
逆流の危険が少ない

30°仰臥位のメリット（頚部屈）
食塊を送り込みやすい
重力で食道に入る
残留物の気道落下防止

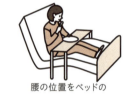

腰の位置をベッドの折れ目に合わせる

患側から介助

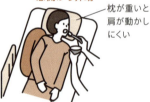

枕が重いと肩が動かしにくい

麻痺がある場合、小枕、タオルなどで患側を上にする。そうすることで食塊が健側を通過する。

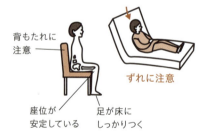

背もたれに注意
ずれに注意
座位が安定している
足が床にしっかりつく

図 正しい摂食姿勢（文献1を参考に作成）

引用・参考文献
1) 聖隷三方原病院嚥下チーム．"訓練法：摂食・嚥下訓練の実際"．嚥下障害ポケットマニュアル．東京，医歯薬出版，2001，55-90．

6 抑制をする前にすることは

Essence

　患者さんの身体を抑制しない医療・看護・介護が、患者さんの尊厳を重視する視点から大切であるといわれており、今後ますます重要視されると考えられます。
　抑制理由は、治療行為遂行や、転倒予防のためが多く、急性期をすぎた回復期や生活期では、転倒予防の抑制が主です。そのほかにも、マンパワーが十分でないことも要因の1つとなっています。
　また、抑制する際に家族への説明が不足している場合も多いようです。抑制されたときの患者さんの苦痛も想像し、抑制しない場合にも家族に同意してもらうとよいのではと考えます。

身体抑制をせず環境を整えることで自宅退院となった症例

経緯

　84歳女性、3年前から物忘れが進行しており、娘と一緒に暮らすようになってから買い物や料理をしなくなりました。そのため、歩行も屋内のみでトイレへ行くだけになっていました。
　夜間、トイレへ行った際に転倒し、腰椎圧迫骨折で整形外科へ入院しました。すぐにリハが依頼され、疼痛に合わせた歩行やADL訓練を開始しました。排泄時は介助が必要との判断でナースコールを指導しましたが、ナースコールはまったく押さず、独歩で廊下へ出てきて転倒がみられたため、さらなる骨折リスクが高いと判断し、家族の承諾を得てベッド上での身体抑制となりました。そのため夜間せん妄となり、治療の

ために向精神薬が開始され、さらに歩行時のふらつきが強くなりました。急性期病棟から回復期病棟への転室を機会に整形外科からリハ科へ転科となりました。

身体抑制解除にむけて

　患者さんの疼痛は軽減していたのでADL向上のため、向精神薬の中止や抑制解除が必要と考え、家族と話し合って方針を決めることにしました。

　その結果、転倒リスクは残るもののADL自立のため、まずはポータブルトイレ自立を目指し、抑制の解除やベッド周囲に柵と手すり付きのポータブルトイレの設置、さらに立位時のセンサー対応を行うよう環境を設定しました。リハではポータブルトイレへの移乗とズボンの上げ下げの練習を、時間をかけて行いました。

　その後もナースコールは押せず、尿意を感じたらベッドから起き上がりトイレへ行こうとしました。しかし、そこには柵があるため外へ出にくい状態であり、練習したポータブルトイレがあるので、手すりを利用して自分で使用するようになり、その後も手すりを利用すれば見守りでの歩行は可能となりました。

　家族と相談して自宅で1人になるときは環境を整えたポータブルトイレを使用し、家族がいるときは立ち上がった際に一緒にトイレ歩行してもらうことにして自宅退院となりました。

考察

身体拘束の必要性

　身体拘束が望ましくない行為であることをわかっていながら、現実的には解除できないと考えて働いている医療スタッフ、看護師が多いと思われます。

　しかし、実際には身体拘束のほとんどは解除することが可能かもしれません。身体拘束が本当に患者さんのために必須な場合は少なく、指示

```
1   転倒既往（2点）
2   移乗環境 2回以上（2点）
3   高齢80歳以上（2点）
4   視覚障害
5   運動または神経障害（麻痺、不安定歩行など）
6   夜尿
7   認知障害（痴呆、錯乱）
8   症状既往（失神、めまい、起立性低血圧）
9   利尿薬と心血管薬の同時処方
10  処方（鎮痛薬、向精神薬、催眠薬、麻酔薬）
```

図 Rapportの転倒評価質問表（21点満点）

（文献1を参考に作成）

された治療不実施への責任、転倒、骨折の責任を避けるための行為であることが常です。

　マンパワー不足がいちばんの原因である可能性が高く、急性期の命を守る治療を実施するための一時的な抑制は、限られたマンパワーのもとでは避けられないことはあると思われます。抑制する承諾書をもらうことはすぐ実施できますが、抑制せずにがんばってみるという選択をとることが本当に患者さんのためにできる行為ではないでしょうか。

患者さんや家族の立場になって考える

　急性期治療が終了したにもかかわらず、おもに認知機能の問題で転倒・骨折のリスクがあるという理由での身体抑制は、患者さんへの悪影響が大きいです。そのような場合は家族と十分話し合えば、ほとんどの抑制は避けられるのではないかと考えています。

　家で家族が家族を抑制することはあり得ないことです。自分が抑制されてみると、いかにつらいかがわかるため、医療者に抑制される経験を必須としている施設もあるようです。

抑制をしないという決意をもつ

　また、転倒リスクが高い患者さんの抑制を解除したあとの対応はそれ

ぞれに異なり、転倒リスクの評価（図）などに基づき、変化のある柔軟な対応が必要となります。まずは家族との意思疎通をはかり、患者さんのためになにがよいかを考え、抑制はしないという強い決意をもって新しい対応に取り組む姿勢が今後重要になると考えています。

　そして、抑制をしない場合、転倒リスクは増えてしまいますが、できるだけ骨折を防ぐ努力をして「抑制しない選択を取りたい」という説明を家族に誠意をもって行うことが今後増えてほしいと思います。

引用・参考文献

1) Rapport, LJ. et al. executive functioning and predictors of falls in the rehabilitation setting. Arch Phys Med Rehabil. 79(6), 1998, 629-33.

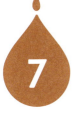

7 在宅復帰を目指す家族説明は

Essence

　回復期リハ病棟では、患者さんや家族への説明不足が原因で、自宅へ帰れるのに、施設入所となってしまう患者さんも多くみられます。
　回復期リハ病棟の目標は、患者さんのADLの改善と自宅復帰です。ADL介助の状況を伝えるだけでは、家族は介護への不安から施設へ依頼することになります。根拠を持ち、具体的な時期も示した達成可能なADLを、自宅環境や家族状況を踏まえて説明する必要があります。自宅へ帰りたい患者さんや帰したい家族への説明は退院先を決める大切な説明です。

家族の介護への不安に寄り添った症例

経緯
　74歳男性、妻と2人暮らしで、妻は腰痛がありましたがADL、手段的日常生活動作（IADL）は自立し、買い物は夫の運転で行っていました。
　患者さんは畑で動けなくなってしまったことから救急入院となり、左被殻出血の診断で約3週間保存的加療を受けました。その後、リハ目的で当院回復期リハ病棟へ転院しました。
　転院時の麻痺は重度で、失語がみられましたが座位は可能でした。尿意はしっかりしており、ナースコールを押して介助を呼び、ポータブルトイレ排泄が可能でした。妻には屋内歩行が可能となる可能性が高いと説明し、回復期リハを開始しました。

家族への説明と環境設定

　歩行でのトイレ自立を目標として、まずは尿瓶やポータブルトイレの使用をやめ、車椅子を使用した介助での排泄リハを開始しました。リハ開始から1カ月後に、療法士と担当看護師が妻にリハ経過を説明することになり、車椅子の移乗や操作は可能になったこと、しかしズボンの上げ下げを行うときはしばしば転倒しそうになり、介助者がそばにいないと転倒リスクが高いことを強調しながら説明しました。

　2日後、妻から主治医に電話があり、在宅で介護する自信がないので施設を申し込んでほしいとの申し出がありました。理由は理解できたので、今後約1カ月のリハで車椅子でのトイレ排泄が自立すること、その後下肢装具を作成し病棟歩行を開始すること、2カ月後にはトイレ歩行が自立すると考えていることを説明しました。

　妻は納得し、入浴サービスのための介護保険の申請や妻の買い物対策の検討など、自宅退院に向けて環境を整えました。その後、転院から約4カ月で屋内歩行が自立し、自宅退院となりました。

考察

リハ医の役割

　リハ医療におけるリハ医の役割は、医学的管理もありますが、リハの適正なゴール設定を行い、他職種に情報共有し、リハ治療を全体的にコントロールしていくことが最も大切な役割です。

　毎月のリハ経過の説明もできればリハ医が行うべきですが、マンパワーや業務量の問題から療法士に行ってもらうことが多くなります。この説明内容により、自宅退院予定だった患者さんが突然、施設入所に方針を変えてしまうことも少なくありません。安易に楽観的説明を行うべきではありませんが、根拠のある予後予測のもと、今後の在宅に向け、いつ・どのようにADLが自立していき、最低どのような援助が必要と考えられるかを説明するべきです。

家族への説明・指導

　家族の立場になって説明すれば、家族は自宅退院の準備ができます。しかし、現状の介護状況をそのまま説明すれば家族は不安になり、結果、施設申し込みになってしまうこともあります。在宅復帰には病院で使用しやすい補助具ではなく、家庭環境に適した補助具の設定も重要なので考慮しましょう。

　また、安全面から見守りがあったほうが望ましいADLや、見守りがなくとも問題なく行えるADLの使い分けなどを考えて説明すると、短時間なら患者さんを1人にしても安心であると家族に理解してもらえます。家族がいるときは介助ではなく見守りでトイレ歩行してもらい、夜間や留守番で患者さんが1人になるときはポータブルトイレを使用するよう指導します。

患者さんを在宅復帰させるためには

　当院の回復期リハ病棟設立時の目標は、可能なかぎり機能の向上を行い、できるだけADLの自立を目指すこと、そのうえですこしでも多くの患者さんを自宅復帰させることでした。

　すべての患者さんのADLを完全に自立するまで改善させることは困難です。しかし、介護意欲のある家族がいるかぎり、できるだけ家族の気持ちになり、現実的で継続可能な介護方法やサービス利用を一緒に考え、提案し、説明すれば、多くの患者さんはいったん自宅退院できると考えています（**表**）。そのためには適切な家族説明を行うことが大切です。

表 生活期リハの種類（文献1を参考に作成）

	種類	提供拠点	医療保険	介護保険
在宅	外来リハ	診療所、病院	◯	
	訪問リハ	診療所、病院	◯	◯
		介護老人保健施設	◯	◯
	訪問看護	診療所、病院	◯	◯
		訪問看護ステーション	◯	◯
	通所リハ	診療所、病院		◯
		介護老人保健施設		◯
	短期入所	介護療養型医療施設		◯
		介護老人保健施設		◯
施設	入院リハ	介護療養型医療施設		◯
	入所リハ	介護老人保健施設		◯

引用・参考文献

1) 厚生労働省. 在宅ケアにおけるリハビリテーションの役割. 厚生労働省ホームページ.
   https://www.mhlw.go.jp/content/10802000/001086112.pdf (2025年2月閲覧).

8 食欲不振への対応は

Essence

　リハ中の患者さんのなかには、原因不明の食欲不振になってしまう人がいます。消化器系の異常やうつ傾向があれば対応が可能ですが、原因が明確でない場合も多くみられます。その場合、投薬内容の検討も大切で、薬剤の減量や中止により食欲が改善することもあります。
　また、高齢の患者さんは容易にポリファーマシーとなるため、薬剤の必要度や優先順位も考えるべきです。高齢者ほど栄養やADL、生活の質（QOL）に配慮した医療が必要なので、食欲低下に対しては真剣に取り組みましょう。

薬剤の量の見直しによって食欲不振が改善された症例

原因不明の食欲不振

　80歳女性、認知症が進んだことをきっかけに、当院の物忘れ外来を受診しました。その際、抗認知症薬のドネペジルを投与されましたが、食欲の低下がみられたため中止になりました。そのほか変形性膝関節症や糖尿病、高血圧、心不全などで内科、循環器科、整形外科から9種類の投薬が継続され、介護保険では介護1との判定で週2回のデイサービスを開始しました。さらに記憶障害の進行と意欲や食欲の低下が進み、デイサービスも拒否的になったため、抗認知症薬のリバスチグミン貼布剤を開始しました。
　開始から1週間が経ち、食欲と活発さを取り戻したためデイサービス

再開可能となりました。しかし後日、転倒による腰椎圧迫骨折をきたし整形外科で入院となりました。

　それから2週間リハを行い、整形外科から骨粗鬆症治療薬が追加され退院となりました。退院後、通院リハが継続されましたが、また食欲不振が続き、その結果、低栄養や脱水症状をきたし内科入院、リハ再開となりました。食欲不振の原因は不明で、漢方薬や胃腸薬などが追加されましたが改善しませんでした。

投薬の見直し

　そこでリハ科認知症ケア回診の際に、骨粗鬆症治療薬の中止を提案し、すべての投薬を見直すことになりました。優先的に必要な薬剤のみに絞り、鎮痛薬や糖尿病薬、心不全治療薬を減量し、投薬は5種類と1貼付薬だけになりました。

　その後、病状の悪化はなく次第に食欲の増進もみられ、2週後には以前よりしっかりした歩行での自宅退院となりました。

考察

食欲低下が引き起こす症候

　認知症の患者さんが食欲不振になってしまう原因はさまざまです。終末期の患者さんでは、経口摂取量が著しく低下することが一般的なため、終末期ケアを考えた対応が求められます。血管性認知症（VaD）やレビー小体型認知症（DLB）でなければ、嚥下障害が重度であることが理由での認知症進行期以前の嚥下障害はみられません。食欲低下による低栄養はサルコペニアやフレイルが原因となり、それらがあると認知症をはじめとするすべての疾患の悪化につながり、リハ効果も出にくいことが指摘されています。

食欲が低下する原因

　食欲低下の多くの原因は全身状態の不良によりますが、認知症患者さ

・日中の活動を維持（運動、睡眠含む） ・身体疾患の治療 ・薬物の変更を考慮 ・精神疾患の治療を考慮 ・食欲への薬物療法を考慮 ・経腸栄養

図1 食欲低下への対応

・嚥下機能アップ
ACE阻害薬、アマンタジン、シロスタゾール、半夏厚朴湯
・食欲アップ
六君子湯、補中益気湯、十全大補湯、レボドパ、ペリアクチン®、SSRI、SNRI、スルピリド、リバスチグミン
・嚥下機能ダウン
抗精神病薬、抗うつ薬、睡眠薬、制吐薬、鎮咳薬、抗てんかん薬、カルシウム受容体拮抗薬、筋緊張薬、抗不整脈薬など
・食欲ダウン
ジギタリス、テオフィリン、メマンチン、ビスフォスフォネート、鉄剤、経口糖尿病薬など

図2 嚥下機能と食欲に関する投薬（文献1を参考に作成）

んの場合、注意力や意欲の低下、食材などへの異常なこだわりなどはっきりとした原因の特定が困難な場合もあります。原因ごとの認知症の特徴を踏まえてよく観察し、各個人の個性に合わせると良好な食事介助ができ、食事が進むこともあります。しかし、それぞれの患者さんで食欲低下をきたしている理由や対応、効果もさまざまなため、改善困難な例もみられます（**図1**）。

薬剤による治療

　薬剤による治療は、限定的ですが抗うつ薬や漢方薬が著効する例もあります。抗認知症薬では、リバスチグミン貼布剤が有効な例もあり、食欲増加作用のあるグレリンを介することがわかっています。しばしば経験するのは薬剤の副作用ではないかと考えられる食欲低下なので、とくにポリファーマシーとなっている高齢の患者さんでは、投薬の変更や減量も考慮すべきです（**図2**）。

引用・参考文献
1) 日本老年医学会ほか. 高齢者の安全な薬物療法ガイドライン2015. 東京, メジカルビュー社. 2015, 170p.

9 転倒予防の対応は

Essence

わが国で医療事故対策が取り上げられるようになったのは、約30年前の1990年代です。事故原因で最も多い転倒に対して当院では、全国に先駆けて転倒リスクを評価するフォールリスクスケール（Fall Risk Scale）を作成し、利用してきました（**図1、2**）。また、認知症患者さんの転倒や骨折が多いことも判明しています。転倒予防には内的要因だけでなく、環境などの外的要因への配慮も必要です。なかでも排泄は、入院している患者さんにとって切羽詰まった移動行為のため、患者さんの現状にあった対応の変更を随時行うべきです。

---

1 **ADL に介助要**
　移乗、移動、排尿〈頻尿は2点〉
2 **精神機能障害あり**
　痴呆、せん妄、高次脳機能障害(失語、半側無視)
3 **精神薬投与あり**
　催眠薬、安定剤、抗うつ薬など
4 **転倒歴〈2点〉**
5 **そのほか**
　80歳以上の女性、重度の視力障害

図1 フォールリスクスケール
（Fall Risk Scale／13点満点）

- 0〜3点：転倒リスク小
- 4〜6点：転倒リスク中で環境のチェックを要する
- 7〜9点：転倒リスク大で環境のチェックと目配りを要する
- 10〜13点：転倒は避けられないため、上記に加えて、家族に現在の病状や今後の治療方針などの説明を要する

図2 転倒リスクの評価

排泄時にたびたび転倒してしまう症例

経緯と家族への情報共有

81歳女性、右脳梗塞による左麻痺と左半側空間無視をきたし、2週間

の急性期治療後、リハ目的で回復期リハ病棟へ転棟しました。転棟時、尿意があってもナースコールせず、移乗は見守りで更衣には介助が必要でした。

　歩行介助量が多かったことから、1カ月でポータブルトイレ自立、3カ月で歩行自立を目標としましたが、尿意を感じ、立ち上がっての転倒が数回発生しました。

　患者さんの家族には情報共有として、今後歩行やADLが改善しても、注意障害のため転倒リスクが高く骨折の可能性があること、活動の抑制はADL改善を妨げること、最もよいと思われる環境設定とセンサー対応により、骨折のリスクと歩行改善のバランスをとっていくことを説明しました。

転倒防止のための環境設定

　まずは抑制をせず、更衣が自立するまではポータブルトイレを使用しました。また、転倒防止のために十分な柵を付け、廊下への移動抑制をはかる環境としてセンサーマットを置くことで、できるだけポータブルトイレ自立を援助することにしました。

　そして1カ月後、転倒することなくポータブルトイレが自立し、リハ室では4脚杖見守り歩行が可能となりました。歩行器を使用した歩行は危険な動きがみられたため、使用しないことにしました。

　また、そのころ、ポータブルトイレの柵を越え、独歩で廊下へ出てきて転倒するようになりました。そのため、センサーマットはそのままでベッドの位置を変更し、手すりが途切れることなく病棟のトイレへ行けるように環境設定を行いました。

　その結果、転倒が少なくなり、トイレ歩行も自立できました。屋外歩行は見守りが必要と判断し、介護保険申請と家族指導、家屋改造を行い、家族がいなくてもトイレへ行けることを確認し、自宅退院となりました。

考察

　転倒は病院内で生じるインシデント報告のなかで最も発生頻度が高いといわれています[1]。また、骨折すると患者さんの身体・精神機能は悪化し、ADLは低下します。そのため、その後の治療やリハ、退院先などに多大な影響を与えます。

病院内での転倒予防

　病院内の転倒予防は、医療安全において重要な位置付けですが、リハでは生活再建を目標に患者さんの活動を促すので、活動量の増大と安全性は常に表裏の関係にあります。ナースコールをしない患者さんに対しては、活動を損なわず、いかに転倒リスクを少なくするかが重要な課題ですが、転倒をゼロにすることは不可能です。

　まずは転倒リスクや目標とする活動を検討し、家族に十分説明を行い、同意を得ることが必要です。リハ計画はしばしば変更や修正が必要ですが、誠意をもって患者さんや家族に説明すれば、その後の結果が問題になることはほとんどありません。

転倒のきっかけをつくらない、適正な環境設定

　転倒のきっかけは排泄行動を行おうとして危険な行動をしたときが多いです。そのため、患者さんの達成可能なゴールに基づいた適正な環境設定を行い、設定した環境は能力の変化に応じて変更していく必要があります。

　また、ナースコールをしない患者さんには、可能なかぎりセンサーマットや衝撃吸収床材の使用がすすめられます。これらを病棟のシステムとして行うこと、情報を多職種で共有し連携して取り組むこと、そしてなによりも個別に患者さんのリスクをよく検討することが重要です。

引用・参考文献

1) 公益財団法人日本医療機能評価機構. 医療事故情報収集等事業2018年年報. https://www.med-safe.jp/pdf/year_report_2018.pdf（2025年2月閲覧）.

医療リハと介護リハの使い分けは

Essence

医療リハと介護リハの使い分けとしては、医療リハは急性期・回復期リハ、介護リハは生活期リハと位置付けられています。それぞれで目標が違いますが、共通目標も存在します。

急性期は疾患治療を行い、機能低下や能力低下を少なくするのが目標です。一方、回復期は、機能向上により生活能力を回復することが目標です。そして生活期は、生活能力を活用した社会参加を目標としています（）。能力の低下時には、十分な回復期リハとそのリハ内容、目標の共有が重要です。

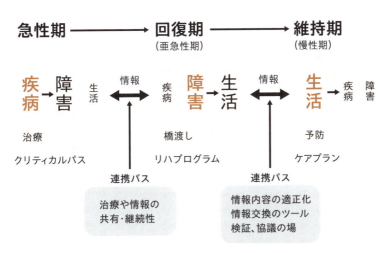

図1 地域連携パスの基本コンセプト（リハ必須型）(文献1を参考に作成)

①集中的な歩行訓練によりトイレ歩行が自立となった症例

　78歳女性、パーキンソン病で投薬通院中でしたが、1年前から手すりがないと屋内歩行が困難となり、屋外は歩行しなくなったため、週1回の介護保健での訪問リハを開始していました。

　夜間、トイレに起きたときに転倒し、腰痛で歩行が困難となり神経内科を受診されました。また、夜間の頻尿がありましたが、夫の介助があればトイレへ行けることから、鎮痛薬のみで訪問リハ継続となりました。

　2週間後、腰痛が改善しても1人でトイレへ行けない状態が続いたため、訪問リハを週2回にしましたが、1カ月経っても歩行は改善しませんでした。そのため、短期間回復期リハ病棟へ入院することにしました。耐久性の低下もあったため、午前・午後の数回に分けて集中的な歩行訓練をしたところ、2週間の入院でトイレ歩行が自立し、自宅退院となりました。それからは訪問リハを週1回に戻し、その後も継続しています。

②状況に応じたリハの延長により入院前ADLを再獲得できた症例

　77歳男性、脳梗塞で左片麻痺となり、4カ月の入院リハを行いました。その後、プラスチック短下肢装具と杖の使用で屋内歩行が自立し、自宅退院しました。

　しかし自宅退院後、心筋梗塞を発症し、循環器内科へ入院となりました。心不全の合併もあったため、10日間の安静加療後にリハ依頼があり、1週間後には退院予定とのことでした。しかし、リハ開始から1週間が経っても屋内歩行は介助が必要な状態でした。そのため主治医は介護保険でのリハの継続を指示し、リハ医の判断で回復期リハ病棟に転科し、リハ継続となりました。

　リハ継続から2週間後、屋内歩行は自立しましたが、まだ入浴には介助が必要な状態で、入浴の自立にさらに2週間のリハを要しました。結果、

> - 向上　日常生活自立度（8段階）25%
>   　　　時期：3カ月以内62%、6カ月以内85%
>   　　　しているADL（FIM）38%
>   　　　時期：3カ月以内71%、6カ月以内95%
> - 低下　日常生活自立度13%
>   　　　時期：3カ月以内75%、6カ月以内100%
>   　　　しているADL 7%
>   　　　時期：3カ月以内100%
>   　　　**向上も低下も3カ月以内が多い**

図2 回復期リハ病棟退院後のADL変化

（文献2を参考に作成）

1カ月間の回復期リハで、入院前ADLを再獲得し自宅退院となりました。

考察

ADLが低下する原因

2例とも回復期リハ病棟で医療としての集中的なリハを行わなかったら、ADLに介助を要するまま生活することになっていた症例です。

現在、急性期・回復期リハは入院して医療保険で行われますが、退院後リハは介護保険で継続することになっています。

能登脳卒中地域連携協議会のデータでは、回復期リハ病棟退院後の患者さんの半数はADLが維持されていることがわかっています。また、4分の1の患者さんではADLが低下し、4分の1の患者さんではADLがさらに改善することがわかっています（**図2**）[2]。ADLの低下は機能の低下が原因ではなく、多くは病院と環境が異なることが原因です。また、過剰な介護が原因になることもあります。

生活期リハを継続するために

生活期リハは、医療で外来リハが行われることもありますが、失語や手のリハ継続、運転再開支援など目的のあることがほとんどです。一般的に回復期リハ病棟退院後は介護保険での入所リハ、通所リハ、訪問リ

ハなどの生活期リハを継続することになります。

　また、ケアマネジャーのリハへの理解が少ないと、通所介護や訪問介護のみとなり、在宅後のADLの維持が困難です。急性期・回復期病棟に入院しても、リハが不十分なまま退院してしまうと、介護が不要となり得る介護状態（仮の要介護状態）で退院することになります。とくに脳卒中の後遺症やパーキンソン病などの機能障害が残存し、やっとのことでADLが自立していた患者さんは、安静による廃用症候群の影響が著しく大きいです。そのため、医療での回復期のリハを提供し、仮の介護状態で退院させないよう注意が必要です。

引用・参考文献

1) 栗原正紀. "回復期リハビリテーション". 日本リハビリテーション病院・施設協会編. 高齢者リハビリテーション医療のグランドデザイン. 東京, 青海社. 2008, 30-42

2) 能登脳卒中地域連携協議会. https://noto-stroke.net/ (2025年2月閲覧).

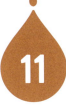

11 移乗方法の考え方は

Essence

　移乗は歩行自立前に可能となる重要な基本動作です。移乗を介助する場合は、多数の介助方法からそのときの状況に応じて適切な方法を選択する必要があります。
　まずは全体像の評価が必要です。そのため認知機能や空間無視、麻痺や上肢・下肢・体幹の筋力、疼痛部位などを確認します。そして立位可能か不可かで移乗方法は異なるので、しっかりと立位の質を確認します。
　また、ベッドから車椅子やポータブルトイレへの移乗も、患者さんの状態により、右からと左からで差があるため、そのときどきで判断する必要があります。
　立位をとらず移乗する場合にも方法はいろいろですが、介助者が楽な移乗方法が介助される側もつらくないとはかぎらないため、患者さんのことを考慮したうえで選択しましょう。

環境によって介助量が変化する症例

転院までの経緯とゴール設定

　72歳男性、右中大脳動脈領域の心原性脳塞栓症を発症し、重度の左片麻痺と左半側空間無視をきたしていました。保存的加療後、発症から3週間で回復期リハ病棟へ転院しました。転院1週間で背もたれがあれば座位可能となり、食事を右側にセットすれば右手で自力摂取も可能でした。排泄面でも失禁することなく、尿意を伝えることも可能でした。
　しかし、端座位はやや不安定で、立位時には左へバランスを崩してし

まうため介助が必要でした。屋内歩行自立、屋外歩行見守りをゴールとしましたが、歩行自立には3カ月程度要することが考えられました。

状況に応じた介助量や介助方法

　患者さんの家族は、排泄が自立すれば在宅で受け入れられると、自宅退院を希望していました。夜間頻尿もみられていたため、日中は車椅子介助でトイレでの排泄訓練、夜間はポータブルトイレでの排泄訓練から基本動作・ADL訓練を開始することにしました。

　その際、ポータブルトイレへの移乗や車椅子への移乗は方向や手すりの有無、座面の高さなどにより介助量が著しく変化することが確認できました。右側への移乗や手すりを使用しての移乗、座面の高さが同じか低いほうへの移乗では、明らかに介助量が軽減しました。

　そのため、はじめはできるだけ介助量が少なくなるように環境を調整して移乗する方針としました。そして2週間後、よい条件での介助がほぼいらなくなり、見守りとなっことをきっかけに、介助量が増える左からの移乗や手すりがない移乗、低い座面から高い座面への移乗も取り入れるようにしました。

　また、このころから今まで介助が必要だったズボンの上げ下げなどの更衣動作訓練も追加して取り組みました。そして約1カ月で車椅子での排泄がほぼ自立しました。6週目には短下肢装具を作成して病棟での介助杖歩行を開始し、2カ月でほぼ自立となりました。そして介護保険を申請し、家族指導とサービスを調整した後、転院から約3カ月で自宅退院となりました。

考察

ゴールを明確にする

　脳卒中患者さんのADLの自立は、難易度の低いADLから順に自立していくことがわかっています。まず食事から自立し、次に尿意のコントロールが自立します。介助がないと安全に移動できない場合、尿意のコントロールが可能かどうかが重要です。これができないと移動する目的が希薄になってしまいます。

　尿意を周りに伝えられ、移乗に介助が必要であれば、介助での排泄訓練が可能となります。しかしこの場合、ポータブルトイレ使用から開始するというのは間違いです。

　患者さんや家族がどのような状態でゴールしたいのか、ポータブルトイレ自立が目標なのか、夜間や留守番時にポータブルトイレを利用する可能性があるか、歩行自立できる場合要する期間はどれくらいか、現状の排泄頻度や移乗介助量がどれくらいなのかを考慮しましょう。そのうえで、ポータブルトイレでの介助を主とするか、はじめから車椅子でトイレ訓練を開始するかを選択するべきです。

必要とする動作を集中して学習させる

　更衣は移乗自立と歩行自立の間に自立する動作なので、その自立予測も重要です。また、上肢の使用は麻痺改善の裏付けが必要ですが、移乗や歩行の基本動作の獲得は、獲得したい動作の繰り返しの学習が重要なので、必要とする動作に学習を集中させることが重要です。

　歩行自立に必須なのは、体幹を動的な状態でバランスを保ちながら重心を移動させていく能力です。それに対して移乗は、もし立位バランスがどうしてもよくない場合には、座位のままで移乗する方法も考えられます。この場合は座面の高さが重要であり、トランスファーボードなどの用具の利用とともにベッドの高さの調整などにも配慮が必要です。

　立位をとって移乗する場合にもバランス能力は重要ですが、片麻痺患者さんの場合、健側や体幹筋力だけでなく麻痺側の空間認知能力も重要

です。また、麻痺の程度は介助量への影響が少ないようです。

　移乗介助量が多い場合は、座面の高さや手すりの位置など環境因子への配慮が大切ですが、患者さんに移乗時の最適な重心移動の方法を学習させることが決め手となります。患者さんの状況が変化したときには、移乗介助方法も変えていく必要があることはいうまでもありません。介助が軽減するにしたがって環境調整を行い、難易度をあげて実施し、さまざまな環境への応用力をつけると、実際のADL場面でも役立ちます。

12 フレイル・サルコペニアによる嚥下障害とは

Essence

嚥下障害の多くは、脳卒中や認知症などの脳疾患により、嚥下反射誘発部位が障害されることで発生します。

近年多くみられるのは、高齢で下肢筋力低下が著しくなり歩行困難となった人の嚥下障害です。これは認知症も脳卒中もなく、嚥下反射も普通に誘発されるにもかかわらず誤嚥性肺炎を繰り返し、経口摂取が困難となるフレイル性嚥下障害です。

下肢筋力低下と同様の筋力低下が嚥下筋にも起こっており、下肢と同様の対応が必要です。改善には、経口訓練の継続と開口や頭部挙上訓練など嚥下筋（舌骨上筋、喉頭挙上筋群など）の筋力強化訓練が有効とされています。

フレイルやサルコペニアにより嚥下障害が悪化してしまった症例

診断までの経緯

79歳男性、多発性脳梗塞で外来通院中でした。通院中の5年間、脳梗塞の再発はなく、ADLは自立していました。以前は屋外も独歩可能でしたが外出もしなくなり、屋外歩行時は手押し車が必要でした。また、食事も半年前まで家族と同様の常食でしたが、むせやすく、時間がかかるようになったため全粥や刻み食を摂取するようになり、水分にもとろみが必要でした。その結果、半年で体重が7kg減少してしまいました。

受診3日前から食事がとれなくなり、発熱をきたし、動けなくなったため救急入院となりました。誤嚥性肺炎の診断で抗菌薬の点滴治療が行

われ、数日で下熱し、動けるようになったためリハが依頼されました。多発性脳梗塞の増悪はなく、もともとの軽度仮性球麻痺に低栄養や低活動によるフレイル、サルコペニアが加わり、ADLや嚥下障害が低下したものと診断されました。

多職種によるリハ加療

まず、栄養士と言語聴覚士（ST）に嚥下や摂食の評価と適切な食事形態、栄養確保の検討および家族指導を指示しました。次に理学療法士（PT）に、下肢や体幹の筋力、耐久性の低下を栄養状態に合わせて改善する訓練と介護保険での活動の継続計画策定を指示しました。

その後、4週間の集中的なリハ加療により体重は5kg増加し、屋外歩行も再び歩行器なしで可能となりました。また、食事も飲み込むときの姿勢や食事中の交互嚥下、再嚥下を意識させることで食下げ可能となり、軟飯や軟菜食の摂取が可能になりました。介護保険は支援1と認定され、週1回の入浴介助と通所リハを継続することになり、自宅退院しました。

考察

フレイル、サルコペニアとは

近年、急性期病院では、筋力低下や低栄養に代表されるフレイル、サルコペニアをベースにもつことで心不全や誤嚥性肺炎、食欲低下をきたし、リハを依頼する患者さんが増えています。

フレイルとは、加齢にともなう予備能力低下のため回復力が脆弱となった状態で、身体的のみならず精神的、社会的脆弱性を含みます（**図1**）。

サルコペニアは筋肉に焦点をあてた概念で、フレイルの一部といえます。筋肉量や質の低下による筋力低下、身体機能の低下からサルコペニアと診断されます（**図2**）。

フレイル、サルコペニアが嚥下障害の原因に

また、嚥下筋もサルコペニアを起こし得ることがわかってきており、

- フレイルとは「老化にともなうさまざまな機能低下（予備能力の低下）により、回復力が低下し、容易に疾病発症・身体機能障害などをきたす状態」とされる
- フレイル高齢者では小さなストレス（手術、感染、入院など）で、大きな健康状態悪化（移動低下、認知低下、転倒、ADL低下、要介護など）をきたすリスクがある
- 健康状態と要介護状態の中間にあり、介入により可逆的・変動的状態が多いとされる
- 近年、対応から「身体的フレイル」「精神的フレイル」「社会的フレイル」「オーラルフレイル」に分類されている

図1 フレイルの概念（文献1を参考に作成）

- サルコペニアとは骨格筋量減少による筋力・運動機能の低下状態である

1) 一次性サルコペニア
   加齢の影響のみで、活動・栄養・疾患の影響はない
2) 二次性サルコペニア
   活動低下：長期臥床、脱重力、廃用症候群
   栄養不良：エネルギー摂取量の不足、不適切な栄養摂取など
   疾患：急性疾患の進行、炎症、外傷、がん、慢性疾患、悪液質

図2 サルコペニアの概念（文献2を参考に作成）

とくに廃用と低栄養が重なると萎縮をきたします。

　嚥下障害は、握力や下肢筋肉量、誤嚥性肺炎の関係性と同様に、オトガイ舌筋の筋量・舌筋の筋力との関係性も示されています。また、呼吸筋や嚥下筋と四肢の筋力との相関も示されており、フレイルやサルコペニアが嚥下障害の原因となるため、その対策が嚥下障害の対策にもなり得ると思われます。そのため、嚥下筋の筋力増強を目的とした、いくつかの間接嚥下訓練が行われています。また、経口摂取が不十分なときは、できるだけ経管栄養をしながら、少量でも体位や食材を考慮した摂食訓練を併用し、嚥下筋の萎縮の進行を予防することが重要と考えます。

引用・参考文献

1) 荒井秀典. フレイルとは. Jpn J Rehabili Med. 60(10), 2023, 838-42.
2) 神崎恒一. サルコペニアの定義と診断法. 日本医事新報. 4677, 2013, 22-6.

13 下肢麻痺の変化への対応は

Essence

　回復期リハ中に装具なしで歩行可能になったとしても、数年後に痙縮が増強し、歩行が困難になり、リハ科外来へ受診する患者さんは多いです。また、適正であった下肢装具が痙縮のため不適合となる患者さんも多くみられます。

　2010 年に上下肢痙縮にボツリヌス治療が保険適用となり、リハは一変しました。最近は回復期リハ中の早期にボツリヌス治療が開始されることも多くなりました。回復期リハ退院後は痙縮の再発防止だけでなく、機能や能力低下時のリハ科への受診が周知されるべきです。

痙縮の変化により短下肢装具の装着が困難となった症例

　72歳女性、5年前に脳梗塞で左片麻痺となり、保存的加療後、リハ目的で約4カ月間回復期リハ病棟へ入院しADL 自立後、自宅退院しました。退院時、屋内は独歩可能で屋外はプラスチック短下肢装具（AFO）装着、杖を使用した歩行は自立していました。退院後、近くの内科で投薬を継続していましたが、歩行が悪化したことからリハ科外来を紹介され、受診となりました。

　受診時、屋外歩行は困難で屋内歩行もやっとできる状態でした。麻痺が残存する左下肢の痙縮が増強し、内反尖足・槌趾のため荷重困難となりAFOの装着も困難でした。すぐにAFOの再作成を依頼し、下肢ボツリヌス治療を予約しました。3週後に後脛骨筋、下腿三頭筋、総趾およ

び長母趾屈筋のボツリヌス治療を行い、外来リハを再開しました。4週後には新しい装具が完成し、2週間外来リハ継続後、再び屋内外ともに歩行可能になりました。

　また、在宅での入浴が困難だったため、介護保険を申請し、入浴サービスと週1回の訪問リハを継続することにしました。その後は4カ月おきに2回目、3回目とボツリヌス治療を行い、現在は年1回のボツリヌス治療を行っています。

考察

ボツリヌス治療の効果

　わが国では、2010年に脳卒中や脊髄疾患後遺症の上下肢麻痺へのボツリヌス治療が保険適用となりました。それまで当院では痙縮下肢には一部のリハ医によりフェノールブロックを行っていましたが、効果は不十分でした。そのためボツリヌス治療の簡便さや効果、副作用の少なさを確認した後、2011年以降に当院リハ科でも取り入れ、これまでに年間約100回のボツリヌス治療を行ってきました。下肢のAFO適合向上効果や、上肢の介護者への効果、一部の手では補助手への改善など、その効果は著明で、リハに革命的変化をもたらす治療となりました。

　退院時には痙縮がみられなかった患者さんが、数年後、痙縮のために歩行が困難となることはしばしばあり、年齢が原因とされていることも少なくありません（図1）。そのため、ボツリヌス治療の広報やリハ科の患者さんによる定期的な評価などの仕組みが必要であると感じています。

装具・補助具の適合を定期的にチェックする

　また、症例のような例も多いので、下肢にAFOをつけて歩行している患者さんはとくに定期的なAFOの適合チェックが必要であると思われます。

　最近では、回復期リハ病棟に入院中の麻痺患者さんのAFO作成時に痙縮が確認され、今後増悪すると予想されたときは入院中に1回目のボ

- 腱反射亢進をともなった緊張性伸張反射の速度依存性増加を特徴とする運動障害で、伸張反射の亢進の結果、生じる上位運動ニューロン症候群の一徴候
- 脳血管障害患者さんに関する調査報告では、発症3カ月後に19％、12カ月後に38％、5年後に約60％の患者さんにおいて認められる
- その原因は筋肉の伸びすぎを感知する「筋紡錘」というセンサーが脳卒中により脳からのコントロールを失い、「筋肉を縮めて！」という信号を常に出し続ける病態
- ボツリヌス注射によって「縮めて！」の信号を止め、こわばりを取る
- 麻痺のリハは正しい運動を繰り返し、壊死した神経細胞を補う新しい神経ネットワークをつくることである
- こわばりがとれると正しい運動が可能になり、麻痺が改善することがある

図1 痙縮とボツリヌス治療（文献1を参考に作成）

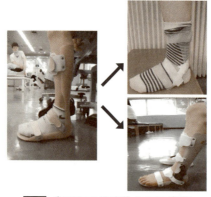

図2 ボツリヌス治療後のAFO変更

ボツリヌス治療後、痙縮増悪を予防できたことにより機能的なAFOに変更が可能になった

ツリヌス治療を行うことが多くなっています。その結果、その後の痙縮増悪を予防できた例も増えており、より機能的なAFOに変更可能となる症例もみられています（図2）。

　また、麻痺患者さんの歩行が悪化する原因として最も多いのは体幹や健側機能の悪化です。しかし、痙縮や治療可能なほかの要因もよくみられるので、すぐに妥協せず、あらたな治療や適切な装具、歩行補助具への変更なども考慮したうえで改善するかどうか考えましょう。

引用・参考文献
1) 木村郁夫ほか．"ボツリヌス療法とは？"．"ボツリヌス療法の痙縮に対する戦略的治療"．下肢ボツリヌス療法とリハビリテーション医療．安保雅博監修．東京，新興医学出版社，2021, 10-23.

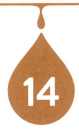

リハを拒否する患者さんの対応は

Essence

　当院では、入院患者さんの多くにリハが処方されています。そのため、リハを拒否する患者さんに療法士がこまっている場面をしばしば目にします。とくに疼痛や易疲労性を理由にリハを拒否している患者さんが多く、認知症の骨折患者さんでは寝たきりとなってしまいます。

　易疲労性の原因も心不全や呼吸不全であることは少なく、抑うつ状態のための拒否であることが多いようです。すこしでも患者さんの意欲を向上させてリハをすすめることが望ましいのですが、うまくいかないときにはあきらめずに鎮痛薬や抗認知症薬、抗うつ薬などを試してみると著効する場合もあります。

睡眠不足と意欲の低下によりリハを拒否していた症例

経緯とリハの開始

　88歳女性、軽度の認知症でしたがADLは自立していました。1カ月前に夫に先立たれ1人暮らしになったばかりで、食事も少なくなり、歩行もやや不安定でした。

　日中、家でつまずいて転倒し、腰椎圧迫骨折で入院となりました。すぐにリハが開始されましたが、疼痛のためベッドサイドでのポータブルトイレ移動がやっとでした。リハ開始から約2週間が経過し、疼痛はほぼ改善しましたが、食事は進まずリハも拒否的で、歩行器を使用しても歩行に介助を要する状態にまでADLが低下しました。

患者さんの希望

　患者さんは回復期リハ病棟へ転棟し、リハ時間を増やすことでADLの向上を目指しました。しかし、患者さんは「再び歩いてトイレへ行きたい」とは言うものの、リハは拒否的でした。リハ医が再度診察したところ、軽度の認知症が進行したことによる意欲の低下とサルコペニアと診断されました。

　患者さんは、夜眠れないことがつらく、そのため日中頭がすっきりせず、リハができないとのことでした。しかし1人暮らしはもうすこし続けたいと希望しており、「まだ施設入所はしたくないから、これからはリハをがんばる」と言っていました。

投薬の開始

　軽度うつ状態とも考えられましたが、まずは睡眠確保のためのデエビゴ®と、意欲、食欲向上を期待してリバスタッチ®パッチを少量開始することにしました。すると数日後にはリハの拒否がなくなり、食事量も向上もみられるようになり、約2週間で手押し車を使用してのトイレ歩行が自立しました。

　自宅はバリアフリーだったため、介護保険での通所リハと入浴サービスの調整を行い、投薬開始から約1カ月で自宅退院となりました。

考察

患者さんがリハを拒否する理由

　わが国では、高齢の入院患者さんが増加しています。治療後、病状が安定してももとのADLが保たれず、自宅退院したくても施設入所になる患者さんも少なくありません。なかにはリハを開始しても、療法士がしてほしいリハを拒否することでADLが向上しない患者さんも多くみられます。

　近年、入院患者さんの多くにリハが処方されるようになり、それにともないリハを拒否する患者さんも増加しています。リハの必要がない患

118

者さんはまれで、多くはリハが必要にもかかわらず患者さんに拒否され
てしまい、療法士がこまっているのをしばしば目にします。その結果、
サルコペニアや廃用の悪循環に陥っていることも多く、悪循環を断つた
めには、なんとか活動と意欲をアップさせることが重要です。

　リハを拒否する理由として、局所の疼痛や易疲労性が強いことが多い
です。疼痛がある認知症の骨折患者さんでは、寝たきりとなってしまう
ことも多くみられます。また、易疲労性の原因は心不全や呼吸不全であ
ることは少なく、抑うつ状態のための活動の拒否であることが多いよう
です。

リハを拒否する患者さんへの対応

　「痛い」「つらい」「かんべんして」「したくない」とリハを拒否する患
者さんに対する療法士の対応はさまざまなようです。リハを拒否する患
者さんにむりやりリハを続けさせるわけにはいかず、騒がれてしまうこ
とあります。そのため、こまるとすぐリハの実施をあきらめてしまう療
法士も多いようです。

　リハを開始する前に、これから行うリハは、患者さんが再び自分で行
いたいと思っていることを実際に可能にするために、どうしてもしなけ
ればいけないことであると自覚させ、すこしでも患者さんの意欲を向上
させようとしている療法士もいます。

前向きにリハに取り組んでもらうために

　患者さんに前向きにリハに取り組んでもらうためには、まずは患者さ
んと信頼関係をつくることが大切です。そのうえで具体的な目的を共有
し、自分のために行うという自覚を目覚めさせます。そして実際のリハ
場面では、疼痛を起こさせないよう誘導し、ADLに役立つ基本動作訓
練を繰り返し行っていくことが重要です。リハ医として、このような手
順で、できるだけ服薬に頼らずリハをすすめてほしいと願っています。

認知症やうつ病が原因の場合

しかし、動きたくない理由が心不全や呼吸不全、管理困難な疼痛が原因ではなく、入院による認知症やうつ状態が進行したことが原因での意欲低下が明らかな場合、本人の自覚や意欲を向上させることが困難であることも少なくないようです。うまく意欲を引き出して、積極的にリハに取り組むようにできないときは、終末期でなければ鎮痛薬や抗認知症薬、抗うつ薬などが著効することもあるので、あきらめずに一度試してみることをおすすめします。

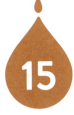

15 夜間頻尿対策は

Essence

　近年、患者さんの高齢化にともない、夜間頻尿を訴える人が増加しています。利尿薬の使用や前立腺肥大、神経因性膀胱などの原因が明確ではなく、対応が困難な患者さんも多くみられます。

　なかでもADLが自立していない患者さんでは、介護者の負担も大きく、転倒リスクも高くなります。日中トイレ歩行をしていても、夜間はベッド周囲での排泄に変更する、せん妄予防のため夜間のみオムツを着用し、睡眠薬を投与するといった選択もあります。必要に応じて、夜間排泄は日中とは違う方法を考慮すべきです。

夜間頻尿により睡眠不足になってしまった症例

既往歴

　89歳男性、高齢で腰痛のある妻との2人暮らしで、もともと夜間頻尿のため泌尿器科で投薬通院中でした。

　これまでに2回の脳梗塞による入院歴がありましたが、それぞれ右と左の基底核のラクナ梗塞の診断で、症状は軽度の上下肢のしびれだけでした。そのため入院期間も約1カ月で屋内歩行やADLは自立して自宅退院となっていました。退院時には小刻み歩行の傾向もあり、血管性パーキンソン症候群と考えられました。

入院時の状況

　今回は右中大脳動脈領域の脳血栓で入院し、中等度の左麻痺と左半側空間無視がみられました。また感覚障害もあり、軽度の左側身体失認も

認めましたが、すぐに自力での経口摂取が可能となりました。排泄面では尿意を訴えられるものの頻尿で、移乗や更衣には介助を要しました。2週間ほどで右への移乗は自立しましたが、左への移乗には介助が必要でした。また、更衣も軽介助でした。

夜間頻尿による日常生活への影響

その後、発症から約1カ月でポータブルトイレの使用がほぼ自立し、4脚杖歩行も見守りで可能となりました。しかし、夜間の頻尿が著しく、夜間の歩行はふらつきも強いため介助が必要でした。そこで在宅生活も見越してトイレ歩行は日中のみとし、夜間はポータブルトイレを使用することにしました。

また、頻尿のためにほとんど寝ることができず、日中の傾眠も出現したため、睡眠薬を試すことにしました。その結果、眠れるようになりましたが、夜間のポータブルトイレ時のふらつきも強くなり、そこにも介助を要する状態となってしまいました。

そこで退院後の妻の介護負担も考慮して、本人とも相談し、夜間のみオムツをつけてもらい、夜間は睡眠薬でしっかりと寝てもらうという選択をとることにしました。その結果、日中の覚醒もよくなり、自力でのトイレ歩行も安定したため、入浴は介護保険のサービス利用とし、入院から約3カ月で自宅退院しました。

考察

1人で排泄ができるようになるために

わが国の入院患者さんは年々高齢化しており、認知症患者さんの比率も高くなってきています。脳卒中だけでなく、どんな疾患の治療で入院していても、低下したADLを取り戻すためにリハを開始する際、患者さんおよび家族から聞かれる最初の希望は「1人で排泄ができること」です。排泄が自立するためには、まずは排泄コントロールがよくなければはじまりません。

122

入院後、尿閉や頻尿をきたす高齢者は多く、泌尿器科的な治療や経過で改善する患者さんもいますが、失禁や頻尿に関しては残存することが多いようです。脳卒中後、自分1人で動くことが困難でも、排泄のコントロールがよく、自力で食事が可能で寝返りや起き上がりが可能な患者さんは、ほとんどの場合トイレ歩行かポータブルトイレの使用が自立することが常です。

そこでまずは排泄コントロールを確認し、確実なナースコールが可能かを確認することが重要です。そのうえで家屋環境や介護者の状態も考慮した排泄訓練計画が必要となります。

日中と夜間で別々の対策にすることも選択肢の1つ

また、感覚障害の強い患者さんでは日中と夜間で移動の難易度が変化することもあるため、日中と夜間で分けて計画していくこともしばしば必要です。日中の歩行がほぼ自立していても、夜間は転倒リスクが高くなり、見守りが必要な患者さんも多くいます。ADLが自立していない患者さんであれば、介護者の負担も大きくなります。患者さんの障害の内容によっては明るくすれば歩行が安定する場合や、夜間の歩行補助具を日中とは別のものにするとうまくいく場合もあります。

投薬の効果が不十分な場合

頻尿の原因が前立腺肥大や神経因性膀胱などで投薬治療に反応する患者さんはよいですが、投薬の効果が不十分な患者さんも多くみられます。とくに夜間頻尿患者さんに比較的よく選択するのは、夜間のみ尿瓶やポータブルトイレを使用してもらうことです。それでも夜間の介護者の負担が問題となる場合は、夜間は十分眠ってもらうためにも、睡眠薬の服用や夜間だけオムツを着用してもらうという選択もあります。とくに、不眠が夜間せん妄の原因になっている患者さんには適切な睡眠薬が必須です。

患者さんの訓練中に「できるADL」と活動時のリスク、家族の負担などをしっかりと把握し、同意を得たうえで、早めに在宅で「するADL」を想定した病棟での「しているADL」訓練をすることが大切です。

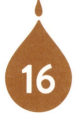

16 起立性低血圧患者さんへの対応は

Essence

　起立性低血圧は、脊髄損傷患者さんだけでなく、入院による安静加療が続いた患者さんにもしばしばみられます。座位や立位を長時間とることができないため、ADL低下を改善できないことになりかねません。

　起立性低血圧にならないためには予防が大切ですが、改善には少量頻回な座位や立位訓練が必要です。そのほかにも、下肢への圧迫包帯や体幹コルセットも効果を示すことがあります。また、病態に合わせてメトリジン®やリズミック®、ドプス®などの昇圧薬を併用することも有効です。投薬で改善がみられれば、投薬減量とADL拡大を行い、再発防止策を根付かせることが重要です。

起立性低血圧によりリハの継続が困難になってしまった症例

　59歳男性、転落による胸髄損傷（Th9）のため対麻痺となり、脊椎固定術後のリハ継続を目的に当院の回復期リハ病棟へ転院してきました。術後1カ月が経過しても両下肢は完全麻痺であり、座位をとると数分で低血圧となり、めまいのためリハ継続が困難な状態が続いていました。

　そこで両下肢への弾力包帯およびダーメンコルセットを着用して、座位訓練の時間をすこしずつ延長していくことにしました。しかし、2週間が経過しても20分以上座位を継続することが困難だったため、座位訓練の30分前にメトリジン®を服用することにしました。

　その後は頻回な座位訓練と訓練前の昇圧薬の投与により、1カ月後に

は約1時間、車椅子での座位が取れるようになりました。

　そこでさらに積極的なプッシュアップ訓練やトランスファーボードを使用したベッドから車椅子への移乗訓練、車椅子の操作訓練を重視してリハを進めました。そして、転院から約2カ月で車椅子移乗と車椅子操作の自立が得られました。その後、自己間欠導尿の施行訓練や両長下肢装具を作成し、松葉杖での歩行訓練を進めました。それらも自立となったため、身体障害者手帳を作成し、転院後約4カ月で自宅退院しました。

考察

起立性低血圧が重度の患者さんへの対応

　リハを依頼される患者さんのなかには、しばしば起立性低血圧が重度なため基本動作やADL訓練が進められない人がいます。その多くは長期の入院や安静臥床が原因の廃用性のものですが、時に脊髄損傷後の脊髄性自律神経反射の異常が原因と考えられる例もあります。

　対応としては短時間でも頻回なギャッチアップや座位など、物理的に頭部を高くするリハが基本とされます。しかし、効果が乏しいときはためらわず両下肢の弾性包帯や体幹のコルセット着用による静脈圧のアップをはかる必要があります。それでも長時間の座位や立位が取れないときは、メトリジン®やリズミック®、ドプス®などの昇圧薬を病態に合わせて適正に使用することで、リハ訓練が進められるようになります。そして改善傾向がみられれば、速やかにそれらの投薬減量とベッド上やベッド周囲のADLの拡大を積極的に行い、再発防止対策をしっかりと根付かせることが重要です。

廃用性の起立性低血圧の原因をつくらない

　しかし、なによりも重要なのは予防と対策です。安静や臥床が必要な急性期の状態でも、可能なかぎりのギャッチアップや座位、立位訓練を少量でも頻回に行い、廃用性の起立性低血圧の原因をつくらないことが必要とされます。

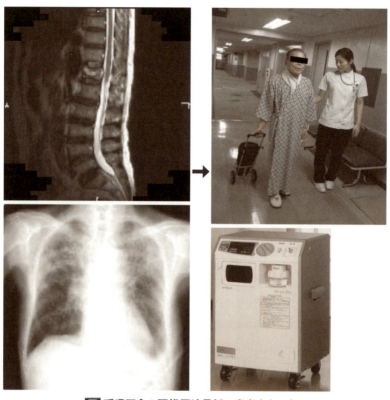

図 呼吸不全の腰椎圧迫骨折の患者さんでも、酸素投与して管理のもと早期リハを開始する

　近年、そのようなICUでの急性期リハの重要性が認識されるようになり、保険診療でも高い点数がつくようになりました。そのため、複数の点滴やドレーンがつき、人工呼吸器管理であっても、主治医にも安静の害を理解してもらいやすくなりました。複数のスタッフがリスク管理を行いながら重症・急性期患者さんのリハを行える機会が増えてきたことは喜ばしいことです（図）。

失語症患者さんの ADL 上の注意は

Essence

　失語症は、言語理解が障害される場合と発話が障害される場合に分けられます。発話障害の病巣は左前頭葉が主で、左前頭葉は抑うつ状態と有意に関係がある部位とされています。そのため、失語症患者さんの約半数にうつ傾向が発症するといわれています。

　また、尿意がしっかりしていても、麻痺も失語も重度の患者さんでは、排泄などの ADL 支援には工夫が必要です。失語よりも麻痺の改善が早く、移乗動作や更衣が危険なく可能となったときには、ナースコールせずとも1人で排泄できるような環境に設定する配慮も必要となります。

失語症と抑うつ状態だった患者さんの ADL が向上した症例

転棟の経緯と訓練内容

　62歳男性、脳塞栓症による右片麻痺と失語症を発症し、急性期治療後、発症から3週で回復期リハ病棟へ転棟してきました。転棟時は、上肢に中等度の右片麻痺がみられ、言語理解は身振りも交えて半分程度可能でしたが、自発語はほとんどみられませんでした。また、軽度観念失行も認められ、介助者がそばにいると身振りで尿意を伝えることはできましたが、ナースコールを押して尿意を伝えることは困難でした。そのほかの徴候として、ややうつ傾向もみられました。

　ベッドからの起き上がりや左側への移乗は見守りレベルでしたが、更衣や右側への移乗は軽介助を要しました。また、トイレ歩行も困難だっ

たため、排泄自立へのアプローチとして、ポータブルトイレ自立に向けて右側への移乗訓練とズボンの更衣訓練に重点をおき、日中繰り返し排泄の時間誘導と排尿訓練を行いました。同時にナースコール訓練も行いましたが、成果はでませんでした。

訓練の成果

　転棟から約3週間後、ポータブルトイレ排泄が見守りとなったので、ベッドサイドにポータブルトイレと手すりとなる柵、センサーマットを設置し、時間誘導を中止しました。1週間ほどでポータブルトイレでの排泄行為が自立し、センサーマットや看護師の見守りも終了となりました。その後、リハ室での歩行訓練も進んだため、転院6週目にはプラスチック短下肢装具を作成しました。

　転棟から約2カ月後には見守り歩行ができるようになり、日中の病棟での歩行訓練も開始しました。このころにはナースコールもできるようになったので、ポータブルトイレ使用から歩行見守りでの病棟トイレ使用の訓練へ移行しました。そして転院から約3カ月で屋内歩行が自立したため、階段昇降訓練と入浴訓練を追加しました。これらが自立した転棟後4カ月で自宅退院し、外来リハで右上肢訓練、言語療法、運転再開支援を行うことになりました。

考察

失語症と抑うつ

　失語症は、左利きでなければほとんどが左大脳病巣でみられる症状です。前頭葉にはブローカ領域、側頭葉にはウェルニッケ領域があり、それぞれ運動性失語、感覚性失語に関する病巣とされますが、近年の画像診断の進歩により、さらに詳細な言語障害への機能解剖も明らかになっています。

　リハ患者さんにみられる抑うつ状態を示す患者さんは、左前頭葉に病巣をもち、多くは失語症を合併しています。左前頭葉が抑うつの原因と

128

なる領域であることは精神科領域でも知られており、治療に左前頭葉への電気刺激や磁気刺激が行われることもあります。失語症患者さんの約半数にみられる抑うつは左前頭葉病巣という原因だけでなく、コミュニケーションが取れないことへのストレスが原因になることは容易に予想されます。

排泄訓練計画を立てる

リハ訓練では、障害の内容にかかわらずADL自立に向けた訓練が重要で、まずは経口摂取の自立が求められます。これはほとんどが容易に獲得できますが、問題となるのは次にやさしいとされる尿意のコントロールとそれを生かす排泄自立に向けた訓練です。排泄訓練の進め方が重要で個々に検討されていますが、まず検討されるのは歩行自立が可能となるかどうかの予後です。それに基づき、トイレ歩行訓練が可能になるまでの排泄訓練計画を立てます。

ポータブルトイレ自立が最終目標の場合は迷うことは少ないですが、トイレ歩行自立が目標の患者さんの場合、一時的にポータブルトイレを使用するか、まずは車椅子を使用した病棟トイレでの排泄訓練をするかをしっかり議論して決定しましょう。

できるだけ身体抑制は行わない

失語症の患者さんのなかには、改善困難な認知症ではなく、尿意のコントロールができるにもかかわらず、うまく伝達できない人がしばしばみられます。そのため、転倒リスクが高い時期があり、身体抑制が行われることもあります。しかし可能なかぎり抑制を行わず、排泄が早く自立する手順を議論し、家族とも共有すべきと考えます。

このとき、言語障害や失行が先に改善してナースコールが可能になる例と、麻痺が先に改善して基本動作が自立する例があります。しかし、患者さんによってADL自立までの過程は異なるため、それに応じた対応も配慮する必要があります。

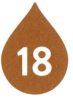

18 胃瘻造設後、胃瘻不要となる患者さんは

　胃瘻造設時の基準として、日本消化器内視鏡学会の消化器内視鏡ガイドラインが利用されています。しかし、慢性疾患患者さんとは違う急性期脳卒中患者さんでは、必ずしもすべての患者さんで基準に沿った胃瘻を造設すべきではないと考えています。あくまでリハ計画全体のなかで経口摂取というADLの予後予測のもとで造設されるべきで、リハにより早期に不要となる例の胃瘻造設は慎重に行うべきだと考えています。

経口訓練を行ったところ、自力摂取が可能になった症例

経緯と嚥下機能

　めまいや失調で入院した患者さんが、MRI検査で右延髄外側症候群（ワレンベルグ症候群）と診断され、点滴加療とリハを開始しました。症状は、体幹失調による歩行障害と右球麻痺による摂食障害が主でした。

　リハ開始から約1カ月で歩行器を使用した歩行は自立しましたが、経口摂取はゼリーでも依然むせがみられたため、発症1週間後から経鼻経管栄養開始となりました。また、発症1カ月後に嚥下造影（VF）を施行しました。45°ギャッチアップ、ゼリーでも右梨状窩の残留が多くみられましたが、横向き嚥下を行うとなんとか嚥下が可能でした。

自力摂取に至るまで

　主治医から胃瘻造設の提案がありましたが、いったんリハ病棟に転棟

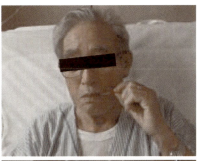

- 摂食訓練が数カ月必要な患者さんで運動機能および精神機能が保たれているときに利用する
- 短時間に経管栄養施行可能で下痢も減る
- 経管にしばられることなく、美容にも有利
- 手技は数回練習すれば、患者さん本人が直接施行可
- 機序は不明だが、嚥下機能の改善効果あり

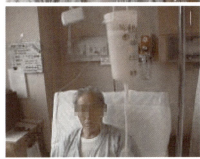

ワレンベルグ症候群の患者さん
（バルーン拡張法併用）

図1 間欠的経口経管栄養法

して経口訓練を積極的に進めることになりました。まず経鼻経管を抜去し、朝、夕の2回、間欠的経口経管栄養を指導し、実施しました。昼食前にはバルーン拡張法を実施し、裏ごし食半量を横向き嚥下方法を併用しながら介助で摂取してもらいました。

その後、発症2カ月で独歩可能となり、精神機能もよかったため、バルーン拡張法や間欠的経口経管栄養はほとんど自力で可能でした（**図1**）。発症3カ月後には摂食も早くなり、バルーンでの拡張も良好と考えられたため、VFを再検しました。軽度咽頭残留はみられましたが、座位での自力摂取でも残留増量や誤嚥はみられなかったので、まず1食の裏ごし食全量を自力摂取することを目標にしました。はじめは完食に45分ほどかかっていましたが、次第に30分以内で摂取可能となりました。

発症4カ月目には、経管栄養やバルーン拡張を中止し、3食経口で裏

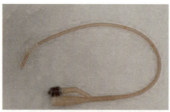
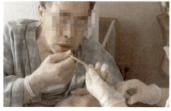
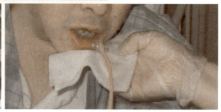

図2 ワレンベルグ症候群に対するバルーン拡張法後の経口訓練

ごし食が自力摂取となりました。その後発症5カ月目には刻み食に食上げでき、自宅退院となりました。

考察

ワレンベルグ症候群とは

　ワレンベルグ症候群は、症状も重症度もさまざまで、ごく軽度のものから寝たきり全介助となるものまでみられます。症状としては失調症状と球麻痺がとくに予後に重要と思われます。重度の仮性球麻痺に比べて、ワレンベルグ症候群による球麻痺が原因の嚥下障害は、時間はかかってしまいますが、改善することが多いようです。

　間欠的訓練と併用し、VFの所見を参考にして、可能であれば摂食姿勢や残留クリア法を確認のうえ、摂食訓練も開始すべきです。このとき、摂食前のバルーン拡張法はしばしば有効です（図2）。

ADL訓練として摂食訓練も行う

　また、胃瘻造設は不可ではありませんが、予後が悪くないと判断でき

れば、間欠的経口経管栄養も有効な手段となり、多くは指導により自力で施行可能となります。

　バルーンによる食道入口の拡張が不十分な場合、耳鼻科での外科的処置（輪状咽頭筋切開術）により、経口摂取が可能となった例も経験しています。いずれにしろ摂食訓練もADL訓練の1つとして、リハチームで評価、カンファレンス、予後予測を行い、リハ計画に基づいて行われるべきであると考えます。

19 大腿骨頸部骨折リハ患者さんで考慮することは

転倒による骨折で介護が必要となる高齢者の増加を防ぐため、転倒予防は重要です。それにともない、転倒時の大腿骨頸部骨折の減少目的で開発されたヒッププロテクターが検討される機会も増えています。

しかし、着用するにあたり、患者さん本人の受け入れ率が悪いため、転倒リスクの高い患者さんを選択することが必要です。また、家族協力のもとで着用したり、施設入所者に着用管理を行えば、大腿骨頸部骨折の発症率が50～70%程度減少することがわかってきています。そのため、利用すべき手段の1つであると考えます。

転倒による恐怖から歩行を拒否していた患者さんの症例

　78歳女性、多発性脳梗塞によるパーキンソン症候群と診断され、神経内科に通院中でした。趣味のゲートボールへ行く途中に転倒し、左大腿骨頸部骨折で入院となりました。

　入院翌日、人工股関節置換術が施行され、術翌日にリハが依頼されました。ベッドサイドから術後プログラムに沿ったリハを開始し、1週間後には車椅子やポータブルトイレへの移乗は見守りで可能となりました。そして1カ月後には、手押し車での屋内歩行も見守りで可能となりました。

　しかし、転倒の恐怖感から積極的な歩行を拒否し、周りも転倒リスク回避からリハ目標を最小限のADL活動にとどめる傾向がみられました。そこで、転倒による骨折リスクを減少させ、活動意欲を向上させるため

に、家族と相談してヒッププロテクターを装着して歩行してもらうことにしました（図）。

その後は次第に自信を取り戻し、歩行時の見守りも不要となり、自宅退院となりました。退院後は外出時には、家族が指導してヒッププロテクターを装着して、ゲートボールにも出かけるまでに回復したとのことでした。

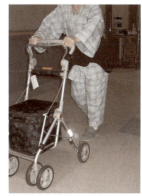

図 ヒッププロテクターを装着し、手押し車で屋内歩行する患者さん

考察

転倒に対する恐怖感や骨折リスク

高齢者は、特別な疾患がなくても転倒しやすく、転倒による骨折（とくに大腿骨頚部骨折）はその後の要介護状態の大きな原因となるだけでなく、医療経済的にも大きな損失になるとされます。そのため、転倒予防に関する運動指導が、積極的にリハに取り入れられるようになっています。

一方で、一度転倒・骨折を経験すると、本人も周囲も転倒に対する恐怖感や骨折リスクを過大にとらえてしまい、必要以上に活動性が低下することもよくみられます。これによりADLやIADLそしてQOLが著しく低下します。

ヒッププロテクターとは

ヒッププロテクターは転倒による外力を減衰し、大腿骨頚部骨折を予防するために開発されたものです。わが国でも1990年代後半から導入が試みられるようになり、大転子部を覆うパッドの硬いシェル状のもの

と柔らかいシェル状のものが数種類発売されています。そのほか、介護製品の下着として一般販売されているものもあります。

ヒッププロテクター装着のメリット

　ヒッププロテクターの装着による大腿骨頚部骨折予防効果は、装着時の骨折減少率が25〜65％程度と報告されていますが、最大の欠点は患者さん本人の受け入れ率（コンプライアンス）の低さだといわれています[1]。しかし、再転倒のリスクの高い患者さんに対して、在宅では同居家族、施設では施設職員が着用を管理すれば、確実に大腿骨頚部骨折が減少すると思われます。

　また、それ以上に着用による移動時の転倒の恐怖感が減少し、ADLやIADL低下を予防してQOLを向上することに貢献すると考えます。

　今回の症例も骨折後、一度はあきらめていたゲートボールに、見守り付きではあっても復帰するきっかけとなったのは、ヒッププロテクター装着の効用でした。高齢者医療において、転倒・骨折予防は今後ますます重要になると思われますが、環境整備、運動指導、骨粗鬆症・認知症治療などとともにヒッププロテクター導入も1つの有効な手段として利用されるべきと考えます。

引用・参考文献

1) Parker, MJ. et al. Effectiveness of hip protectors for preventing hip fractures in elderly people：systematic review. BMJ. 332 (7541), 2006, 571-4.

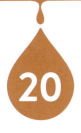

20 嚥下障害と間違える疾患とは

Essence

近年、摂食嚥下障害のリハは広く認知されるようになり、誤嚥性肺炎や経口摂取不良患者さんにおいてもリハが依頼されています。それにともない、適応でない患者さんへの依頼もときどきみられるようになりました。

すべての高齢者の経口摂取を評価することは不可能なので、病棟看護師のスクリーニングも必要になっています。患者さん本人が「食物が喉につかえて通りにくい」と訴えた場合、嚥下障害ではなく「咽喉頭異常感症」と思われる例もときどきみられます。その場合、半夏厚朴湯（はんげこうぼくとう）などの漢方薬が著効するので、鑑別疾患として知っておきましょう。

咽喉頭異常感症と判断された症例

　70歳女性、主訴は食事が喉につかえて通りにくいというものでした。数年前から不眠傾向や食欲低下のため内科通院中で、抗うつ薬や安定薬の投与を受けていました。また、胃腸科や耳鼻咽喉科で咽頭、喉頭、上部消化管の内視鏡検査も受けましたが、異常は指摘されませんでした。しかし、喉の違和感の訴えは続くため、評価を目的にリハ科の嚥下外来へ紹介されました。

　リハ科受診時も訴えは多岐にわたり、疲れやすい、集中力が続かない、寝つきが悪い、些細なことが気になる、食物が喉につかえるので食事が進まないというものでした。実際に体重減少もみられました。診察してみると改訂水飲みテスト（MWST）ではむせもなく、反復唾液嚥下テ

リハビリテーション科受診（リハ医の評価）
リクライニング（車椅子・ストレッチャー）にて

1　反復唾液嚥下テスト（RSST）
2　改訂水飲みテスト（MWST）
3　食物テスト（FT）

ST処方：ベッドサイド・訓練室にて再評価実施
　　　　　間接的訓練・直接的訓練
　　　　　食事摂取へ（STから看護師・本人・家族）

図1 嚥下訓練の流れ

スト（RSST）でも、唾液嚥下は30秒間に4回可能で正常でした（）。

そこで咽喉頭異常感症と考えて治療することにしました。抗うつ薬は投与されていたので、半夏厚朴湯を5.0g分2で処方しました。処方1週後には咽頭閉塞感の軽快がみられ、1カ月後には違和感も完全に消失しました。その後は投与量を減らしましたが、再発することもなく、寝つきもよくなり、体重も回復しました。

考察

近年、摂食嚥下障害患者さんへのリハが普及し、高齢患者さんの嚥下機能評価、摂食リハの依頼が増加しています。リハ依頼が増えるのは喜ばしいことですが、誤嚥の既往がみられない高齢者の経口摂取開始時にすべて評価依頼されるのも、すこしこまったものだと感じています。そのため、リハ依頼時にはSTを通じて病棟看護師を指導し、RSSTやMWSTなどのスクリーニングで問題がある患者さんや、すでに嚥下食を介助で摂取している患者さんに限定して依頼してもらっています。

一方、患者さん自身が喉のつかえを訴え、飲み込みに障害があると主張し、リハ科を受診してくることもあります。この場合、まず器質的な疾患を否定し、咽頭や食道などの内視鏡的検査や機能的障害の原因とな

> ・原因のわからない疾患や明らかな病態が見いだせない
> ・病因や病態はわかっていても治療法が確立していない
> ・副作用などで現代医学の治療法が適応困難
> ・心と体の異常が絡み合っている病態
> ・病変が多部位にわたり、愁訴の多いもの

図2 漢方薬により改善が見込まれる例（文献1を参考に作成）

る脳疾患を検討するために頭部CTやMRIで検査します。それらに異常がみられない場合は、咽喉頭異常感症であることも想定して、治療を試みます。

　本症例のように咽喉頭異常感症と疑ったときは漢方処方を試してみると、半夏厚朴湯が有効なことが多いです。しかし、虚証や実証などにより香蘇散、加味逍遙散、柴胡桂枝乾姜湯、柴朴湯がより効果的なこともあります。漢方薬を使用していると、症状や病態が患者さんに合致したときは、急速に症状が改善することがよくあります。このとき、改善する症状は1つではなく、複数の症状の改善がみられます（**図2**）。

引用・参考文献

1) 寺澤捷年. "和漢診療学とは：現代医療における和漢薬の意義". 絵でみる和漢診療学. 東京, 医学書院, 2001, 9.

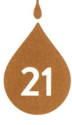

21 せん妄対策としてのリハは

　近年、わが国では高齢患者さんが増加していることから、入院前には問題行動がみられなかったにもかかわらず、入院後にせん妄（とくに夜間せん妄）をきたす患者さんが増加しています。
　治療を継続し、安静を保つために抗精神病薬の注射や投薬が行われます。そのため、傾眠傾向となり誤嚥性肺炎や廃用症候群をきたすことも少なくありません。
　せん妄がみられる場合には、早期からリハを依頼し、身体を動かすことで生活のリズムをつくり、療法士と看護師・介護士が協力して日常生活動作（ADL）支援や環境調整をすることが重要です。

せん妄による問題行動や昼夜逆転がみられていた患者さんの症例

入院までの経緯とせん妄の発症

　70歳代女性、膝痛で整形外科外来に通院し、かかりつけ医による認知症の治療も受けていました。また、屋外歩行には杖を使用しており、入浴も困難でした。そのため介護度は要介護1と認定され、介護サービスを利用するようになりました。
　女性は散歩中に転倒し、左大腿骨頸部骨折で整形外科入院となり、入院翌日に人工関節置換術（total hip arthroplasty：THA）を受けました。術後、せん妄をきたし、大声を出してベッドから起き上がるなどの問題行動がみられたため、セレネース®の注射と内服が施行されました。夜間は騒いでいましたが、日中は傾眠がみられており昼夜逆転していまし

た。また、食事も介助され、排泄はオムツ使用のままだったため、リハ開始は躊躇されていました。

リハの開始から自宅退院になるまで

　術後1週間が経ち、昼夜逆転のままリハが依頼されました。まず、入院前から服用していたベンゾジアゼピン系睡眠薬を中止し、抗精神病薬の投与を減量したうえで理学療法と作業療法を開始しました。

　また、昼夜逆転の対策として、看護師や家族にも協力してもらい、見慣れた時計やカレンダー、家族の写真をベッドサイドに置きました。そのほかにも、時間排尿の促しや自力での食事摂取も開始し、夜間は常夜灯をつけることにしました。

　その結果、リハ開始1週間後には、服薬がなくても寝るようになり、食事も自立しました。ポータブルトイレも、ナースコールをして軽介助で使用可能となりました。その後、せん妄の再発はなく、1カ月後には杖を使用した歩行は自立し自宅退院しました。退院後は週2回の通所リハを継続しています。

考察

　近年の認知症患者さんや高齢入院患者さんの増加にともない、外科手術後だけでなく、異環境下での安静加療により、入院後にせん妄（とくに夜間せん妄）をきたす患者さんが増加しています。

　せん妄は急性発症し、変動性をもつ注意障害＋軽い意識障害がおもな症状です。診断は神経心理学的検査ではとらえられないことが多く、変動性が特徴です（**図1**）。また、しばしば原因疾患の改善を遅らせ、あらたな合併症を引き起こし、入院期間を長期化することも多いです。患者さんや家族、治療者の経過や結果の予測の変更をきたし、治療継続の妨げにもなります。

　せん妄治療は、通常の抗精神病薬を中心とした抑制を強める治療が行われます。本来、このときからリハが必要ですが、興奮してリハをして

141

（一般的な身体疾患による）せん妄（DSM-Ⅳ）

A　注意を集中し、維持し、転動する能力の低下をともなう意識の障害（すなわち環境認識における清明度の低下）

B　認知の変化（記憶欠損、失見当識、言語の障害など）、またはすでに先行し、確定され、または進行中の認知症ではうまく説明されない知覚障害の出現

C　その障害は短期間のうちに出現し（通常数時間から数日）、1日のうちで変動する傾向がある

> 簡単な会話や状況理解にも集中できない
> 注意の障害＋軽い意識障害
> 通常急性発症、変動性

図1 せん妄の変動性（文献1を参考に作成）

- わかりやすいコミュニケーション：
  眼鏡、補聴器、義歯の装用。家族や介護者にコミュニケーション方法を指導
- 見当識の強化：
  置かれた状況を不安なく理解してもらう。時計、カレンダー、情報の提示、担当者の固定
- 誤認、不安の原因除去：医療スタッフの会話、医療器具（警告音）に注意
- 心が和むものを置く：家族の写真、愛用の物
- 薄暗がりを避ける：錯覚・誤認を避けるため常夜灯にする
- 外界との交流：会話、テレビ、音楽など
- 体を動かす：ADLの励行、可動域訓練、座位、立位、歩行
- 夜間の排尿コントロール：時間排尿など
- 投薬内容のチェックと調整

図2 せん妄の治療における環境要因などの調整（文献2を参考に作成）

くれないかと医療者側が思うことでむしろ躊躇され、遅れることも多いです。治療上からもリハ介入は必須であり、日中のADLやレクリエーションなどの積極的な活動が基本的な治療として有効です。また、必須ではない投薬の中止や減量が、よい結果となることもあります。

　せん妄では、問題行動を抑制するだけでなく、看護師も療法士や家族と協力してコミュニケーションを支援し、積極的に環境要因を調整し、

可能な活動をうながすことが必要です（**図2**）。

引用・参考文献

1) American Psychiatric Association. Diagnostic and Statistical Manual of Mental Disorders 4th ed. American Psychiatric Association. Washington. 1994, 133-155.

2) Michaud, L. et al. Delirium：guidelines for general hospitals. J Psychosom Res. 62(3), 2007, 371-83.

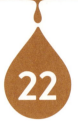

22 認知症に有効なリハは

　急性期病院の入院リハ施行患者さんの認知症合併率は年々増加しています。しかし、疾患の治療や障害をもたない認知症患者さんへのリハはおもに施設での入所・通所リハとして行われます。
　その有効性のエビデンスが強いものは少ないですが、おもに現実見当識訓練（リアリティ・オリエンテーション〔RO〕）音楽療法、回想療法、運動療法や脳活性化訓練などが行われています。対象者の認知症タイプや進行度、周辺症状などにあわせて実施されることが重要です。

アルツハイマー型認知症と診断された患者さんの自発性が向上した症例

　76歳女性、電話対応ができなくなったことをきっかけに受診されました。受診時、改訂長谷川式簡易知能評価スケール（HDS-R）は20点でアルツハイマー型認知症（AD）と診断され、アリセプト®投与となりました。MRI検査で両側頭頂葉を中心に萎縮がみられ、スペクト（SPECT）検査でも同部位の血流低下を認めました。しだいに見当識障害や記銘力低下も進行し、アパシーの傾向も出現したことから外出しなくなったため、デイケアを開始しました。
　まず日常生活に即した記憶の改善を目標に、見当識のROとして日付と日々の課題などを日記に記入してもらうよう指導しました。また、集団での回想法やゲーム、運動療法、音楽療法も取り入れました。
　3カ月後、HDS-Rの変化はありませんでしたが自発性は向上し、月・

1	読み書き計算に絞った学習課題を提供
2	1人ひとりに合わせた学習課題を提供
3	自力学習が可能となる学習課題を提供
4	すらすら無理なくできる満点 (100点) 主義を徹底
5	毎日・短時間 (10〜20分) 集中・継続学習の工夫
6	コミュニケーションの確保と満足感を得るための即時フィードバック (褒める・認める) を実施

図1 学習療法における原則 (文献1を参考に作成)

場所・季節を誤ることがなくなりました。また、自宅でも家事を手伝うなどの行動の変化がみられました。6カ月後には外出するようになり、HDS-Rも22点と改善がみられました。

考察

さまざまな療法と予防

認知症性疾患の診断の進歩にともない、認知症への薬物療法とともにリハへの期待も高まっています。そのため、現実見当識強化を目的としたRO訓練や、過去の振り返りを通じて心理的安定をはかる回想法、音楽療法などが広く行われています。

また、脳機能訓練や身体運動、栄養・食行動から認知症の発症を抑制しようとする介入実践も盛んです。しかし、残念ながら多くは有効性に対する科学的根拠が乏しく、運動に関してのみ予防効果にエビデンスが報告されており、治療としては不確実です。脳機能訓練は一定の条件下での有効性につき証明されつつあります (**図1**)[1]。

認知症に推奨されるリハ

認知症リハとして推奨されるのはRO訓練で、とくに誤りを排除した学習のなかでのRO訓練が有効であるとされています。そのほかにも、運動療法や今後起こりそうな事態に焦点をあてた行動療法、感情に焦点をあてた回想法、バリデーション療法 (**図2**)[2]、音楽療法、レクリエ

●認知症の患者さんとのコミュニケーション術として開発され、「共感し、その人の価値を認め力づける」ことを意味する
●バリデーション療法の特徴は、徘徊や騒ぐことも「意味がある」ととらえ、なぜ徘徊するのか、なぜ騒ぐのか、その人の人生に照らして考え、ともに行動するというものである
●おもなバリデーション療法として以下がある
　・真心を込めたアイコンタクトをする
　・言ったことを繰り返す、極端な表現を使う
　・体に触れる、高齢者の好きな感覚を用いる
　・思い出を話す、はっきりした低い、やさしい声で話す
　・音楽を使う、事実に基づいた言葉を使う

図2 バリデーション療法 (varidation therapy)

(文献2を参考に作成)

ーション療法なども行われています。

　認知症患者さんは運動機能、感覚機能、自律神経機能の障害にともない、歩行障害や嚥下障害、排尿障害などADLの低下もあるので、適切なリハを考える必要があります。また認知症のタイプや進行度、周辺症状に合わせて実施することも重要で、ADLの向上が期待できなくても生活の質（QOL）向上により有効な例もあります。

　そして認知症リハは患者さんだけでなく、家族や介護にかかわる人々への支援も行うことではじめて有効と考えられます。そのため、指導を含めて生活を配慮したリハを実践することがなによりも大切です。

引用・参考文献

1) 川島隆太. アルツハイマー病の予防と進行防止：脳機能訓練が有効であるとの立場から. Cognition and Dementia. 5, 2006, 66-9.

2) Feil, N. Validation ; An empathetic approach to the care of dementia. Clin Gerontologist. 8, 1989, 89-94.

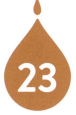

23 認知症患者さんが嫌がること

Essence

近年、ユマニチュード®など尊厳を重視する認知症ケアの重要性が強調されていますが、考え方はバリデーション（共感と価値を認めたコミュニケーション術）やパーソン・センタード・ケアも同じです（図1）。

ユマニチュード®はより具体的な技法を、「見る」「話す」「触れる」「立つ」の4つに分け、体系的に整理しました。はじめて対面する高齢者には尊厳をもってコミュニケーションを開始し、「患者さんの嫌がることをしない」ことが大切です。

「嫌がること」というのは否定すること、急がすこと、子ども扱いすること、できることをさせないことなどを指します（図2）。

ケアの際の拒否が強く、暴力的になってしまう患者さんの症例

88歳女性、認知症と心不全があり介護サービスを利用していましたが、脳梗塞で左片麻痺となり急性期病院へ入院しました。2カ月のリハ後、移乗介助は軽減しましたが、食事以外のADLは介助が必要で要介護4となり、脳梗塞発症3カ月で老人保健施設へ入所しました。

患者さんの診察の際、更衣やオムツ交換などのケアの際の拒否が強く、暴力的となることが問題に挙げられました。診察に先立ち、患者さんと十分にコミュニケーションをとり、意思疎通が可能となった後、診察を行いました。

車椅子に長時間座位することは可能でしたが、麻痺側の左肘と左股関

認知症の患者さんに対する対応の基本

認知症の患者さんにも意思・経験がある

認知症の患者さんの見ている世界を理解する

認知症の患者さん
- に聞いてみる
- の話を想像する
- に現状を伝えてみる
- の反応をみる
- がどのように思うか聞いてみる
- にどのようにするか相談する

受容と共感

バリデーション療法（共感と価値を認めたコミュニケーション術）

図1 パーソン・センタード・ケア（文献1を参考に作成）

　認知症の進行をセーブするためには、環境や家族の接し方が重要です。理詰めで話したり、叱ったり、不適切な対応をすると、症状を悪化させてしまうことにもなります。認知症という病気を理解して、本人の不安や苛立ちに寄り添って接すること、周りの協力を得ながら、介護サービスなどを上手に利用して、笑顔で暮らせる環境を心掛けることが大事です。楽しく暮らすこと、それが症状をやわらげます。

失敗を責めてはいけない

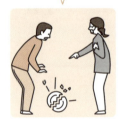

後ろから急に声をかけない

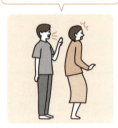

嫌なことをしない
- 否定される
- 急がされる
- 子ども扱い
- できることをさせない

新しいことは、なるべく避ける

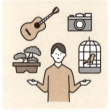

騒々しくしない

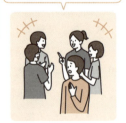

情報の処理において感情的処理が先行する（扁桃体→大脳）

図2 介護者や家族の対応

節、膝関節に重度の痙縮と拘縮がみられました。患者さんに許可をとりながらゆっくりと関節可動域（ROM）リハを行うと、肘や股関節の痙縮は軽減し、一度も拒否や大声を出すことはありませんでした。看護師に聞くと、更衣やオムツ交換時には大声を出してしまいますが、看護師や介護士によっては静かにケアさせてくれることもあるとのことでした。

考察

1人の人間として接する

　近年、とくに認知症介護において、ユマニチュード®に代表される「尊厳を重視するケア」が重要であることが強調されるようになりました。

　ユマニチュード®はフランスの体育学専門家2人により体系化されたケアの哲学と技術です[2]。また、従来すすめられていた受容と共感、価値と尊厳を認めたコミュニケーション術（バリデーション）との共通点も多くみられます。

　本症例でも、ケアの際に患者さんが大声で叫ぶのは疼痛が強いのが主原因ではなく、恐怖と不安が強かったことが原因と予想されます。ケアを開始する前に、まず患者さんを1人の人間として敬意をもって接し、意思疎通を行うことが重要です。

最初の印象が重要

　人は情報処理において感情的処理が先行し、この際に働く脳の部位は扁桃体だといわれています。そしてこの扁桃体から嫌悪や恐怖の記憶が作成されます。つまり、最初に嫌悪の記憶をつくってしまうと、その後、その人を見ただけで恐怖をよみがえらせてしまうことになります。

　また、はじめて接触する際のコミュニケーションも重要です。初対面時の印象が悪くなければ、次回からのケアもスムーズにいくことが多くなります。本症例でも、静かに更衣やオムツ交換をさせてくれる看護師や介護士には恐怖感がないと考えられます。

　1人ひとりの患者さんには、それぞれ固有の人生があります。それぞ

れの生活歴の概要が聞ければよい関係を築きやすいですが、時間がない
ことも多いので、まずはその人に特別な人生と特別な価値があることを
理解し、敬意をもって話しかけていきましょう。

引用・参考文献

1）水野裕．実践パーソン・センタード・ケア：認知症をもつ人たちの支援のために．東京,
　ワールドプランニング．2008．33-40.
2）本田美和子ほか．"ユマニチュードとは何か"．ユマニチュード入門．東京, 医学書院,
　2014.

24 レビー小体型認知症への対応は

Essence

アルツハイマー型認知症（AD）の診断は除外診断ですが、最近注目されているレビー小体型認知症（DLB）は、認知機能の変動や繰り返す幻視、レム睡眠行動障害、パーキンソン症候群の確認により診断されます（）。

ADの病理の合併も多いですが、純粋型のDLBの場合では記憶障害が早期にみられることはありません。DLBはADより抗認知症薬が一時的に有効ですが、進行が早いため、転倒や誤嚥など予後もよくありません。意識消失など自律神経症状や向精神薬などの副作用も出現しやすいので疾患治療において意識すべき認知症です。

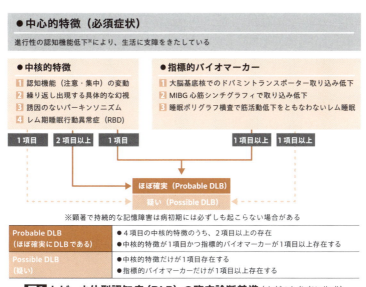

図1 レビー小体型認知症（DLB）の臨床診断基準 （文献1を参考に作成）

レビー小体型認知症の疑いがあった患者さんの症例

受診のきっかけと再診までの経緯

　81歳女性、1年前に車をぶつけることが数回あり、運転は中止していました。そのほか物忘れもみられており、物忘れでこまることはありませんでしたが、ときどき転倒することが増えていました。

　今回の受診のきっかけも転倒で、腰椎圧迫骨折で入院となりました。その後、疼痛がおさまったためコルセットを作成し、リハに専念するため回復期リハ病棟に転棟しました。日によって、介助なしで普通に歩行できる日と介助がない際に転びやすい日があったため、療法士からリハ医へ再診依頼がありました。

DLBの確実診断と治療

　診察時は意識もはっきりしており、HDS-R 28点と認知機能も良好でしたが、知り合いの人が部屋のなかにいるという幻視があり、夜間怖い夢もよくみるとのことでした。そのためDLBを疑い、ダットスキャン®（DAT scan®）検査を施行したところ、大脳基底核のドパミントランスポーターの取り込み低下も確認できたため、DLBの確定診断となりました。

　家族に診断結果や投薬について説明した後、ドネペジルの投薬を開始しました。その結果、投薬開始1週間後から幻視は消失し、不注意な歩行も少なくなり、悪夢もみなくなったと患者さんは喜び、こちらもびっくりするほどの改善がみられました。その後、歩行やADLも自立したため自宅退院となり、その後は外来で経過観察中です。

考察

ADとDLBの診断方法

　ADを正確に診断するには、陽電子放出断層撮影（PET）か髄液検査

で脳内アミロイドβを確認することが必要です。しかし、一般外来での
ADの診断は、ほかの認知症を除外することにより行われています。

　DLBの診断方法はその手順とは違い、診断基準にかなう症状がある
かどうかという情報を集めることで行われます。そして、疑わしくても
確定ができない場合にシンチグラフィ検査（MIBG、DAT scan®）を参
考にすることになります。

　病理的にはAD病理の合併が半数以上にみられることがわかってきま
したが、診断基準を満たせばADが合併していてもDLBと診断するこ
とが可能です。AD病理の少ないDLBの多くは、頭部CT検査で海馬の
萎縮はみられず、記憶力低下も認めません。

DLBの治療

　DLB患者さんは、誤嚥性肺炎や転倒骨折、意識消失、薬剤の副作用
などで入院することも多く、その原因は注意機能の変動や自律神経系の
不安定さによります。そのため、DLB診断後のドネペジルなどの治療
開始が、病状の再発予防にも必要となります。

　なかでも幻視は最も治療に反応しやすく、軽減率は約90％です。ほか
の症状の軽減は60％程度ですが、一時的な軽減であってもリハの進行や
ADL向上に役立ちます。また、DLBでは睡眠薬や向精神薬の使用、入
院後に高頻度で起こるせん妄などへの対応もあらかじめ注意すべきです。
最後にリハ医療におけるDLB診断の意義を **図2** にまとめてみました。

1	歩行時、パーキンソン症候群だけでなく、起立性低血圧や失神、注意機能の変動などを含め転倒しやすい患者さんとして対応でき、積極的な歩行訓練が必要なときには時間調節が可能
2	摂食時においても注意や覚醒レベルの変動により誤嚥しやすい場合には、時間をずらしての対応が可能
3	夜間の大声だけで抗精神病薬の投与はせず、せん妄への予防的な環境対策をとりやすくし、ADL低下を防げる
4	早期の診断、治療により変動が減少し、転倒や骨折、誤嚥性肺炎の予防効果がみられる例がある
5	DLBと認識し、疾患の治療、介護、リハに生かすことでQOL向上に役立つ

図2 リハ医療におけるDLB診断の意義

引用・参考文献

1) McKeith, IG. et al. Diagnosis and management of dementia with Lewy bodies：Fourth consensus report of the DLB Consortium. Neurology. 89(1), 2017, 88-100.

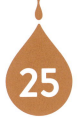

25 認知症患者さんへの不眠対応は

Essence

　認知症患者さんは、入院後、治療中にしばしばせん妄を起こします。不眠がその誘因となることも多く、抗精神病薬の使用が必要でないときは睡眠薬が使用されます。

　しかし、睡眠薬が原因の転倒やベンゾジアゼピン系薬剤のせん妄リスクから、睡眠薬として非ベンゾジアゼピン系睡眠薬（アモバン®、マイスリー®、ルネスタ®）が推奨されてきました。その後、オレキシン系薬剤（ベルソムラ®、デエビゴ®）が出現し、非ベンゾジアゼピン系といわれていたものも広い意味でベンゾジアゼピン系睡眠薬といわれるようになりました。そのため、せん妄予防を期待した睡眠薬は、オレキシン系薬剤が選択されるべきです。

術後疼痛による不眠がみられていた患者さんの症例

　82歳女性、2年前からADLは自立していましたが、金銭管理や服薬管理が困難となり認知症治療を受けていました。転倒をきっかけに当院に受診し、大腿骨頚部骨折で入院しました。

　入院翌日、整形外科で大腿骨の人工関節置換術（THA）が施行され、リハが依頼されました。患者さんは術後疼痛が強く、不眠もみられたため、鎮痛薬や睡眠薬としてカロナール®とマイスリー®が投与されました。

　その後、疼痛は軽減しましたが、夜間になるとせん妄と思われる興奮が続いたため、認知症ケアチームへ介入依頼がありました。そしてベンゾジアゼピン系睡眠薬がせん妄誘発の一因と判断し、マイスリー®から

デエビゴ®への睡眠薬の切り替えと、興奮が強いときの屯用使用として
セロクエル®1回12.5mgを処方しました。

　翌日から夜間せん妄が軽減し、最終的には消失したため、リハがスムーズに行われ、3週間後、自宅退院となりました。リハを進めるうちにセロクエル®は使用しなくなり、デエビゴ®も屯用使用となりました。

考察

薬剤の効果とリスク

　不眠や昼夜逆転は、高齢入院患者さんにおけるせん妄誘因リスクとなることがよく知られています。また、不眠症で使用する睡眠薬には依存性だけでなく、転倒・転落リスクを高めるおそれがあることは以前から指摘されてきました。

　とくにベンゾジアゼピン系薬剤は睡眠改善効果には優れていますが、依存性や筋弛緩性、認知機能の低下などが指摘されているため、高齢者、とくに認知症合併患者さんへの使用には注意が必要です。

　その後、非ベンゾジアゼピン系とされた新しい薬剤（アモバン®、マイスリー®、ルネスタ®）もベンゾジアゼピン受容体に作用することが確認され、せん妄や転倒・転落リスクなどがそれほど減少しないこともわかってきました。

新しい薬剤の出現

　そんななか、覚醒維持に作用するオレキシンの働きを弱めることにより、覚醒から睡眠への切り替えを手助けし、眠りへと導くまったく新しい睡眠薬であるオレキシン受容体拮抗薬（ベルソムラ®、デエビゴ®）や、日内リズムをつかさどるメラトニンの機能を強めるメラトニン受容体作動薬（ロゼレム®）が出現しました。

　これらの薬剤には従来のような依存性や筋弛緩作用および認知機能低下作用はなく、安全に使用可能とされています。実際にはロゼレム®の入眠促進作用は強くないので、オレキシン受容体拮抗薬の使用頻度が増

> - 抗不安薬、鎮静薬、睡眠薬
>   ベンゾジアゼピン系（フルラゼパム、ジアゼパムなど）、バルビツール系
> - 抗コリン作用をもつ薬
>   抗ヒスタミン薬、鎮痙薬、頻尿治療薬、3環系抗うつ薬、抗不整脈薬、抗パーキンソン病薬（トリルヘキシジン、レボドパ、アマンタジンなど）、認知症薬など
>   フェノチアジン系、ブチロフェノン系
> - 強心薬、抗不整脈薬（ジギタリス、リドカインなど）
> - 降圧薬（プロプラノロール、メチルドパ、レセルピンなど）
> - 抗生物質（アミノグリコシド、ペニシリン、セファロスポリン、スルホンアミド）
> - その他
>   シメチジン、炭酸リチウム、ステロイド、抗てんかん薬、メトクロプラミド、
>   非ステロイド性抗炎症薬、サリチル酸系など

図 せん妄発症関連薬剤（文献1を参考に作成）

えています。

できるだけ薬剤に頼らない治療方法を

　また、効果には個人差がみられます。そのため入院後、すでに不眠やせん妄を起こしている患者さんの場合、まずは疾患や合併症、投薬内容などせん妄の原因を考え、薬剤性リスクが少ない睡眠薬での治療を選択する必要があります（**図**）。

　そして、これらの薬剤の効果があまりでないときには、副作用も少なく鎮静の強い抗うつ薬（デジレル®、テトラミド®）などの使用を考え、さらに追加して一時的な向精神薬の併用も可とされます。

　いずれにしろ、昼夜逆転を予防するため、日中のリハなどの活動促進と、可能なかぎり日光への照射環境などを意識することが、薬剤に頼らない睡眠導入効果となるので心掛けるべきです。

引用・参考文献
1) 日本総合病院精神医学会せん妄指針改訂班. 薬物など. せん妄の臨床指針：せん妄の治療指針. 第2版. 東京, 星和書店. 2017, 17-25.

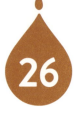

26 認知症患者さんの転倒対策は

　認知症患者さんの転倒リスクは、正常者に比べて2〜3倍高く、それにともなう骨折リスクも2〜3倍高いとされています。認知機能のなかでも遂行機能や注意機能は転倒と密接な関係があるため、ADよりも血管性認知症（vascular dementia：VaD）やDLBで、より転倒しやすくなります。

　また、AD患者さんは骨密度も低下しているため、骨折予防には骨粗鬆症治療や転倒リスクを高める投薬の見直しに加えて、抗認知症薬の開始や下肢筋力訓練、ヒッププロテクターの装着など、総合的対策が必要となります。

認知症の患者さんの転倒対策をしながらリハを継続した症例

経緯と患者さんの状態

　84歳女性、入院の1年前にADと診断されましたが、抗認知症薬の投与は拒否していました。しだいに外出意欲も低下し、屋内歩行には杖が必要でした。

　その後、屋内で転倒し、立てなくなってしまったため整形外科に入院となりました。入院後、右大腿骨転子部骨折の診断で骨接合術を受け、翌日リハが依頼されました。

　リハ依頼時のHDS-Rは14点で、明らかな記憶障害がみられました。そのため、リハ開始2週間後にリハ科に転科し、回復期リハ病棟へ転室することになりました。

また、尿意はありましたが移乗には介助が必要で、意欲低下や記憶障害、遂行機能障害のため、指導してもナースコールを押して介助を求めることはできませんでした。

転倒リスクの再上昇

患者さんの状態を家族に説明し、ADの進行を抑制するため、リバスチグミン貼布を開始しました。また、ポータブルトイレの時間誘導も開始したところ、3週目には意欲向上がみられ、ナースコールが可能となりました。その後、ポータブルトイレが自立、歩行器で病棟トイレの歩行訓練を開始し、見守りとなりました。

しかし、再びナースコールをせず歩行するようになり、転倒のリスクも高まってしまいました。

そのため、センサー対応と腰椎ベルト型ヒッププロテクターを装着して歩行訓練を継続しました。そして、回復期リハ病棟入室6週で手押し車でのトイレ歩行が自立し、介護サービスを調整し、自宅退院しました。

考察

認知症と転倒リスク

認知症患者さんの転倒による骨折の治療や予防は容易ではありません。認知症があると、転倒や骨折のリスクは2～3倍高くなることが知られています。

また、認知症の種類によって転倒リスクに違いがあり、錐体外路症状を示すDLBや認知症を合併するパーキンソン病などがとくに転倒リスクが高いといわれています（**図1**）。転倒や骨折の再発予防を考えるときには、骨粗鬆症への治療だけでなく総合的に対応することが求められています（**図2**）。

薬剤の特徴

最新の骨粗鬆症治療薬ではビスホスホネート製剤が推奨されており、

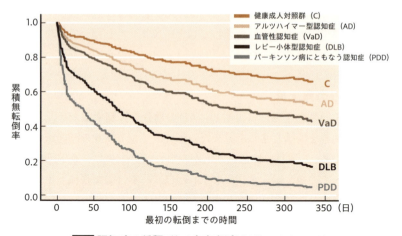

図1 認知症の種類ごとの無転倒率（文献1を参考に作成）

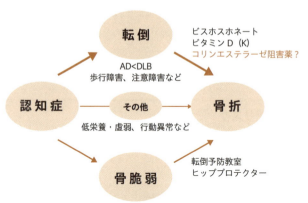

図2 転倒や骨折の再発予防（文献2を参考に作成）

大腿骨近位部骨折を2分の1に抑制するといわれています。また、活性型ビタミンDは骨折だけでなく、転倒リスクも約30％減少させるといわれています。AD治療薬のコリンエステラーゼ阻害薬には注意・集中力改善効果があり、認知症患者さんの転倒リスクを減少した例もあります。

また、ドネペジルとリバスチグミンのムスカリン性アセチルコリン受容体への刺激作用の骨折リスクを軽減する作用も報告されています。そのほか積極的な下肢筋力向上や低栄養、フレイルへのアプローチ、さらに行動障害の治療やヒッププロテクターの使用など、総合的な治療・予防が必要であると考えています。

引用・参考文献

1) Allan, LM. et al. Incidence and prediction of falls in dementia: a prospective study in older people. PLoS One. 4(5), 2009, e5521.
2) 羽生春夫. "認知症と転倒・骨折". 老年精神医学雑誌. 25(増刊号-1), 2014, 111-6.

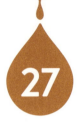

27 認知症患者さんの誤嚥対策は

　近年、認知症患者さんの摂食嚥下障害リハが重要になってきているため、その病型や病期に合わせた対応が求められます。
　AD では嚥下障害は末期まで出現せず、末期までの対策としては「環境とのかかわり」への調整が主となります。
　一方、DLB では初期から嚥下障害がみられることが多いため、意欲の変動、空間認知障害、抑うつ、自律神経障害などへの対応も必要となります。多発ラクナ梗塞による VaD ではドパミンを促通する薬剤投与が著効する例もみられます。

たびたび誤嚥性肺炎をきたしていた患者さんの症例

　77歳男性、6年前に右ラクナ梗塞による左片麻痺で入院しました。入院から1カ月後、麻痺は改善し、ADLも自立したため自宅退院しましたが、その2年後、今度は左ラクナ梗塞による右片麻痺をきたし入院となりました。入院から2カ月後、軽度右上肢のしびれと歩行時のふらつきが残存していましたが、自宅退院しました。このとき、HDS-R 19点でVaDと診断されましたが、投薬はアスピリンのみでした。
　また、2年前から食事中むせが強くなったためソフト食となりました。しかし、その1年後に転倒し、腰椎圧迫骨折で入院後、誤嚥性肺炎をきたしミキサー食となりました。その後、むせも強くなり、たびたび肺炎で入院するようになったため、MRI検査を行ったところ、多発性ラクナ梗塞が確認されました。

また、リハ時の意欲低下も目立ったため、アマンタジンを追加し、ア
スピリンをシロスタゾールに変更しました。そして1週間後、リハへの
意欲は向上し、むせも減少したので施設へ転院となり、その後しばらく
誤嚥性肺炎の再発はなくなりました。

考察

病型や病期に合わせた対応

　わが国の摂食嚥下障害のリハは、未だに確立されているとはいえませ
ん。認知症は進行性であり、その病型や病期に合わせた対応が重要です。
そのため、末期にはキュアからケアへ視点の転換が求められます。

アルツハイマー型認知症（AD）

　ADでは、嚥下障害は認知症の重症度と相関しますが、食欲低下は相
関しません。ADでは末期まで「環境とのかかわりの障害」として食行
動の観察による環境調整と、心理・行動障害（BPSD）に配慮した食支
援が必要とされます（図1）。

　また、AD末期には緩和的視点も重要となります。DLBはパーキンソ
ン症候群や認知機能の変動、視空間認知障害や味覚障害、抑うつ症状、
自律神経症状などにより早期から食行動障害や嚥下障害をきたしやすい
です（図2）。

前頭側頭型認知症（FTD）

　前頭側頭型認知症（fronto temporal dementia：FTD）は、脱抑制や
偏食、常同行動、自己中心的な行動などの行動障害が目立ちます。また、
こだわりが阻害されると暴力行為を示すので、対応が困難です。そのた
め、症状を受け入れるような支援が必要とされます。

血管性認知症（VaD）

　VaDは非進行性ですが、損傷部位に合わせた対応が必要です。皮質

1	**初期**
	誤嚥を生じることは少なく、食行動の障害（環境とのかかわりの障害）が主である
	環境要因へのアプローチ
2	**中期**
	嚥下障害は重度ではない（DLBでなければ）
	失行、失認、注意・遂行機能障害が進行し、次第に介助が必要となる
	拒食がみられても一時的なものが多い
3	**末期**
	ADL全介助で、食事も介助となる（緩和的視点も要）
	食塊形成、送り込み、嚥下反射すべてに障害がみられる（身体機能障害）
	発熱や身体疾患、薬物の影響も受けやすい

図1 ADの段階ごとの食支援（文献1を参考に作成）

1	パーキンソン症候（協調性障害、錐体外路症状）による動作の障害や嚥下障害が比較的初期から出現し得る
2	認知機能（覚醒レベル、注意や意欲）の変動により、摂食嚥下動作自立度も変化し得る
3	視空間認知機能障害（誤認、幻視など）により、意欲、注意、遂行機能が低下し得る
4	味覚障害、抑うつをともないやすく、食欲低下も多い
5	自律神経障害のため便秘も多く、血圧や血糖の変化もきたしやすい

図2 DLBの食支援（文献2を参考に作成）

下性VaDは両側性の多発性ラクナ梗塞が原因となり、基底核ドパミン関連神経ネットワークが障害され、咽頭サブスタンスPの減少から嚥下反射の減弱をきたします。また、ドパミンを促通する薬剤で嚥下反射が促進され、ドパミンを遮断する薬剤で嚥下反射は減弱し、誤嚥性肺炎リスクを高めてしまうため、考慮すべきです。

　ほとんどの認知症は進行性疾患なので、認知症の終末期には強制的な栄養補給や胃瘻などの功罪も考えた対応が望ましいと考えます[3]。

引用・参考文献

1) 平野浩彦. "認知症の人の円滑な食支援・口腔ケアを行うために". 日本認知症ケア学会誌. 12(4), 2014, 661-70.

2) Shinagawa, S. et al. Characteristics of eating and swallowing problems in patients who have dementia with Lewy bodies. Int Psychogeriatr. 21(3), 2009, 520-5.

3) 野原幹司編. 終末期の対応. 認知症患者の摂食・嚥下リハビリテーション. 東京, 南山堂, 2011, 126-31.

28 寝たきりの患者さんのリハは

Essence

患者さんが寝たきりになり、ADLの自立が期待できないとしてもケアは必要ですが、そのケアにはリハの技術や理念が役立ちます（図1）。

認知症でも、自力摂取で食事ができていた患者さんが寝たきりになることで、介助での摂取となります。また、介助での経口摂取も不可になったとき、経管栄養などを続けるかは議論すべきです。

経管栄養でも、常に臥位だと肺炎のリスクは高くなります。そのため、オムツ交換や更衣介助には拘縮予防が必要です。また、寝たきりの患者さんの覚醒を改善するには、うつ伏せ療法や音楽運動療法が有効なこともあります。

寝たきりになっていた患者さんのADLが改善した症例

87歳女性、15年前にADの診断を受け、抗認知症薬を投与していました。また、数年前から転倒を繰り返し、歩行困難となっていたため要介護3と診断されていました。

リハ後、自宅退院しましたが、しだいに尿意の訴えがなくなり、自力での経口摂取も見守りが必要となったため、1年前に介護施設へ入所しました。

入所後はしだいに自発語も少なくなり、寝返りなどの動作も制限され、食事も介助となり、要介護4と悪化したため、リハ相談を受けました。食事は車椅子からベッド上介助となり、ときどき痰が多くなっていたこ

165

> - 清潔の保持
> - 不動による苦痛の解除
> - 関節の変形、拘縮の予防
> - 呼吸の安楽
> - 経口摂取の確保
> - 家族へのケア

図1 終末期リハ
(文献1を参考に作成)

とから肺炎の治療が必要でした。また、拘縮のためオムツ交換が困難となり、交換時に大声を出すようになっていました。

まずは昼1回でも車椅子での食事をすすめ、食事中の姿勢の指導、食前後に背中をフリーにする側臥位や前方へ倒れた姿勢の取り方、下肢とくに股関節のROM訓練を指示しました。

そして1カ月後、再度診察した際には座位姿勢はよくなり、肺炎も起こっておらず、またオムツ交換時の苦痛も軽減していることが確認されました。

考察

人としての尊厳を保つための終末期リハ

総論でも述べましたが、ADLの自立を維持できなくなった患者さんに対して「人としての尊厳を保つため」の終末期リハという考え方や手技があります（図1）。

具体的には拘縮を軽減し、更衣やオムツ交換時の患者さんの苦痛を軽減することや、楽しみとしての経口摂取を維持するため、食事中の姿勢や首の安定を保ち、呼吸機能が保たれるような背面フリー姿勢の指導や呼吸リハをすることが挙げられます。より積極的なうつ伏せ寝療法や音楽運動療法に著効を示す患者さんもみられます（図2）。

終末期ケアのためにしておくこと

認知症は進行性疾患なので、必ず終末期が訪れます。また、終末期に

1	**うつ伏せ寝療法**
	末梢神経からの刺激が中枢神経に賦活し、機能を改善する例もある。ハムストリングスや腸腰筋などの筋緊張が解けて下肢拘縮も弱まる。後頚筋の緊張が解け、嚥下や排痰に有利に働く
2	**音楽運動療法**
	トランポリンと音楽の組み合わせにより、脳幹や前頭前野が刺激され、情動の発現を促す。循環、呼吸活性化で脳循環代謝の改善もある

図2 寝たきり患者さんへの挑戦（文献2、3を参考に作成）

は嚥下機能が低下し、誤嚥性肺炎を繰り返すことが増えます。それにともない、患者さんは痰や発熱、呼吸困難などの苦痛を味わいますが、苦痛を訴えることやそれを緩和することも困難です。

したがって、明らかな認知症の終末期に食事が摂れなくなった場合の栄養投与について、家族と真摯に話し合っておく必要があります。つまり事前に患者さんや家族との意思決定のアドバンスケアプランを話し合っておくことが重要です[1]。

また、真の終末期になったときにその情報をスタッフや家族と共有するためには、医療・介護・介護者側の準備や信念だけでなく、家族との信頼も大切になります。

引用・参考文献

1) 大田仁史. 思想としての終末期リハビリテーション. 訪問看護と介護. 5(12), 2000, 968-72.
2) 有働尚子. 腹臥位療法とは：作用機序，効果・効用および科学的根拠. 看護学雑誌. 63(11), 1999, 1004-15.
3) 野田燎. "音楽運動療法の基本原理". 音楽運動療法入門. 工作舎. 2009.

3章

ADL・IADL の
援助、介助をめぐる
リハビリの
エッセンス

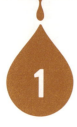

1 寝返り・起き上がり

Essence

　寝返り・起き上がりという動作は、病室のベッドに寝ている患者さんが、おそらくはじめて行う動作です。またそのあとに続く、立つ、移る、歩くといった動作をあらたに獲得していくための最初の一歩でもあります。

　自立した動作の獲得を支援するためには、まず患者さんの精神・身体機能を適切に評価したうえで、患者さんに合った介助方法を選択し、練習を重ねていく必要があります。

　具体的には、「患者さんが自分の力でできることを確認する」「患者さんのペースに合わせて介助する」「患者さんが介助を怖がることなく、協力が得られるようにコミュニケーションをとる」ことが重要です。

寝返り・起き上がりの介助において気を付けること

　70歳女性、脳梗塞によって左片麻痺、左上肢下肢の感覚障害をきたしていました。発症から5日が経過し、介助で標準型車椅子に乗車、リハビリテーション（以下、リハ）室にて理学療法と作業療法を受けています。また、理学療法士（PT）のカルテには「寝返り・起き上がりは一部介助」と記録があります。

　さて、実際に自分に置き換えて考えてみてください。あなたは患者さんを診察室に連れて行くことになりました。どのように寝返り・起き上がりを介助したらよいでしょうか。

本項では、寝返り・起き上がりの介助の際に気を付けるべきポイントについて説明していきます。

　まず患者さんに、非麻痺側である右に身体を向けてから起き上がることを説明します。このときのキーポイントは以下のとおりです。

Key Point

キーポイント1　頭を自分で持ち上げることができますか？

　ベッドから起き上がる動作は、枕から頭を持ち上げることから始まります。そのため、まずは患者さんに自分の力で頭を持ち上げてみてもらいましょう。顎が引けて、へそを覗くような形で頭を持ち上げることができるのであれば、頭を持ち上げる際の介助は必要ありません。

　寝返りは、頭を持ち上げ、顔を非麻痺側の右大腿のほうに向けながら側臥位になり、次の起き上がりに備えて、非麻痺側の右前腕にしっかりと体重がかかるように、上半身を屈曲させます。このとき、上半身を回旋、屈曲させるには、**顔の向き**、**頚部の角度**が重要です。患者さんに「**右の太もものほうを見ながら寝返る**」ように指導してもうまく行えない場合は、介助者が自分の手掌〜手関節の手掌面を患者さんの首筋に当てて支え、顔の向きや頚部の角度を誘導する必要があります。

Key Point

キーポイント2　麻痺側の上下肢の非麻痺側による
ポジショニング

　麻痺が重度の場合、寝返りしようとすると麻痺側上肢が垂れ下がったり、麻痺側の肩甲帯や骨盤が後方に残ってしまったりすることがよくあります。また、感覚障害が重度の場合、麻痺側の上下肢の自己管理が不十分となり、意図せずむりな肢位をとってしまうことで、外傷や痛みの原因になります。

　そのような場合は、背臥位で非麻痺側の足を麻痺側の下に通して

3章

1
寝返り・起き上がり

171

寝返りの準備をします。そして非麻痺側の下肢で麻痺側の下肢を支えながら股関節を屈曲させます。また、非麻痺側の手で麻痺側の手関節を握り、麻痺側の上肢をお腹の上にのせておきます。

　起き上がりの開始は、非麻痺側の右前腕で体重を支えている姿勢のときに、麻痺側の左肩が非麻痺側の右肩の上に配列している状態から行うのがベストです。顔を非麻痺側の右手の位置の上にもっていくように説明し、患者さんの動きに応じて誘導します。そして手掌に体重をのせ、肘を伸ばして体幹を起こします。

　上半身を起こす動作や、非麻痺の肘の伸展が不十分な場合は、介助者は非麻痺側の肩を外側からななめ上に向かって押すようにして動作を誘導・介助します。

　さらに、肘の伸展とともに後方に傾倒しないように背部を支える介助が必要な場合もあります。背部を支える必要がなければ、患者さんの膝裏を手前に引いて、膝から下をベッドから降ろす介助を行うと、やじろべえの原理によって上半身がより起こしやすくなります。

Key Point

キーポイント3　ベッド柵につかまってできればよい？

　ベッドから起き上がる方法として、ベッド柵につかまり、ベッド上に置いた非麻痺側の肘を支点にして、非麻痺側の肩関節・肘関節の屈曲力で体幹を引き上げて起き上がる方法もあります。

　このとき、 キーポイント2 で示したように、麻痺側の上肢が前方に、麻痺側の下肢が非麻痺側の下肢の前方に位置していないと、麻痺側の肩甲帯や骨盤が後方にひけやすくなります。麻痺側の上肢・下肢が前方に位置していると、顔がやや下方を向き、柵を把持する非麻痺側の上肢の力が有効に働いて、体幹を起こすことができます。

　しかし、ベッド柵につかまり力任せに起き上がると、端座位で麻痺側に傾倒してしまうことがよくみられます。また、麻痺側の筋の痙縮を助長する一因となるおそれもあります。

「患者さんの自立を支援する介助」をリハマインドに

　患者さんの両膝を立て、下肢を側方に倒した状態からでは、体幹の回旋を誘導しても起き上がることは困難です。その結果、すべて介助に委ねられてしまいます。また、患者さんの頭を介助者の肘にのせてしまうと、介助者が近付きすぎることで、体幹の屈曲を妨げてしまいます。

　このような患者さんの頚部や体幹が側屈してしまうような起き上がり介助は、試してみるとわかりますが、実際の起き上がり動作とはかけ離れていて患者さんが苦痛をともなってしまいます。

　たとえ介助者にとって楽な方法であっても、患者さんの身体機能を使わない介助は動作獲得にはつながりません。むしろ結果的に介助量はどんどん増えてしまうでしょう。これを防ぐためのリハマインドとして伝えたいのは、自立を支援する介助です。

引用・参考文献
1) 生田宗博. "積み重ねた技術の現在の先端". I・ADL作業療法の戦略・戦術・技術. 第3版. 東京, 三輪書店, 2012, 302-6.

（久保佳子・松野大介・水口 光・東野優香・谷口佳久）

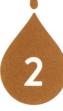

2 座位・立位

　日常生活動作（ADL）の諸活動は、基本的に座位や立位で行われます。

　廃用症候群の予防 ADL 獲得のため、早期の座位自立は非常に重要です。また、さまざまな生活環境で安全な座位や立位が取れるようにする必要があります。そのため、リハ室での練習だけでなく、病棟での食事や更衣、排泄場面などさまざまな ADL 場面で、なるべく全面的に介護せず、自立への支援として座位・立位訓練を行うことが重要です。そのためには筋力に頼りすぎず、適切に支持物を利用し、うまく重心を移動させることがポイントです。

重度の片麻痺がみられた患者さんがリハによってADL獲得した症例

受診の経緯と受診時の状態

　70歳代男性、右視床出血をきたし受診されました。リハ介入当初は、重度の左片麻痺と感覚障害があったため、身体が麻痺側へ傾いていき1人で座位を保つことができませんでした。また、車椅子座位でも麻痺側への姿勢の崩れがありました。

　起立時には、麻痺側への傾きやさらに強い押し返しがみられたため、移乗にはスタッフ2人での介助が必要でした。

段階的なリハの実施

　まずは安定した静的座位の獲得のための練習から開始しました。最初

は水平な座面に座ることでも恐怖心が聞かれたため、非麻痺側に療法士が座り、寄りかからせた状態で座位を取ることから始めました。

非麻痺側の手は大きく横に開いて置き、その手へ体重をかけ、非麻痺側で座位姿勢を支えるよう促しました。

次に、動的座位の獲得のため輪入れを用いた練習を行いました。非麻痺側の臀部や下肢で体重を支持しつつ、姿勢が崩れないように輪入れを行いました。動作の上達に合わせて、ポールの位置は非麻痺側から正中、麻痺側へと移動させ、座位で手を伸ばしても姿勢が崩れないことを目指しました。

起立練習は、非麻痺側の前方に机を設置し、非麻痺側の手に体重をかけて支え、お辞儀をするように体幹を前屈しながら非麻痺側の前方に向かって立ち上がる練習を行いました。

さらに立位でも輪入れを行いました。立位での輪入れも座位の練習のときと同じように、非麻痺側の位置にポールを設置し、壁や手すりに非麻痺側の腰を寄りかからせながら輪を入れる練習を実施しました。そして、最終的に非麻痺側の下肢や体幹で支えながら安全に立位姿勢がとれることを目標として練習を続けました。

リハの効果

症例の左片麻痺の患者さんのように、左側に重心を乗せることで、左側に傾いてしまう人が多くみられます。

症例の患者さんも、前述した訓練のように非麻痺側の右側で重心を支え、座位・立位・移乗・歩行などを安全に行えるようにしてADLの自立を進めました。その結果、介入3週間で静的な座位を獲得し、1人介助で移乗が可能になり、座位での食事摂取が自立しました。

また、介入1カ月から2人介助でトイレ誘導を試みたところ、2カ月で非麻痺側の壁に寄りかかりながら1人介助でトイレ動作が可能になりました。

退院時には介助バーを使用して、起立・立位保持ができるようになり、ポータブルトイレが自立となりました。

さまざまな状態における介助のポイント

　上記の症例を踏まえて、脳卒中片麻痺・耐久性が低下している患者さんへの座位・立位や立ち上がりの介助のポイントを考えました。

Key Point

キーポイント1　片麻痺がみられる患者さんへの介助のポイント

　片麻痺の患者さんの座位の特徴として、**麻痺側の過半の体重がかかるとやがて倒れてしまう**ということが挙げられます。それを防ぐための介助のポイントは以下のとおりです。

①両膝より両足を外側にして、足底全面を床に設置させ、座面に深く腰かける

②座面の横にある非麻痺側の手に体重を乗せながら支え続ける

③この姿勢で座位保持ができることを認識してもらうこと

Key Point

キーポイント2　立ち上がり・立位保持の際の介助のポイント

　立ち上がり・立位保持に関しての介助のポイントは以下のとおりです。

①手すりを非麻痺側前方に設置する

②座面に浅く腰かけ、足を引く（両足は両膝の外側）

③手すりに非麻痺側の手を置き、その手に体重をのせる（お辞儀する）ようにして非麻痺側前方へ向かって立ち上がる

　このとき、介助者は非麻痺側に立ち、患者さんの腰部後方から非麻痺側前方へ重心移動を誘導しながら介助します。そして立位保持を行う場合は、**非麻痺側を壁などに寄りかからせることで患者さん・介助者ともに負担が減り、なるべく寄りかかりなしでできるようにする**という点もポイントとして挙げられます。

Key Point

キーポイント3 耐久性が低い患者さんに対する座位介助の
ポイント

　耐久性が低い患者さんに対する座位介助の際のポイントは以下の
とおりです。
①机を前に設置して手や腕を置く、あるいは椅子や車椅子を使用し、
　支持物や背もたれなどで低下している筋力の代償を行う
②一度に長時間行うのではなく、短時間で頻回に行う

Key Point

キーポイント4 立ち上がりの介助のポイント

　立ち上がり時の介助のポイントは以下のとおりです。
①浅く座り直し、骨盤を立てる(骨盤が後傾していると立ちにくい。
　手すりを前方に置くと自然と骨盤前傾を促しやすい)
②膝は90°以上曲げることを意識する(突っ張って下肢が伸展して
　しまう患者さんには、つま先の前に物を置き、つま先が前に出な
　いようにする)
③お辞儀するようにして上体を前に出し立ち上がる。このとき、筋
　力があり、反り返りが強い患者さんには背中を押すようにすると
　よい
　また、離臀が困難な場合は、座面の高さを高くすることで座位保
持や立ち上がりを行いやすくしていきます。

引用・参考文献

1) 山岸眞喜子. "片麻痺". ADL 作業療法の戦略・戦術・技術. 第2版. 生田宗博編. 東京,
   三輪書店, 2005, 165-71.
2) 山岸眞喜子. "座位・立位". I・ADL 作業療法の戦略・戦術・技術. 第3版. 生田宗博編.
   東京, 三輪書店, 2012, 307-13.

（竹村健太郎・小川正人・山崎稜麻）

3 移乗・移動

Essence

看護師2人で介助し移乗していた患者さんが自立することはしばしばあります。移乗・移動は日常生活において頻度が高い動作であり、利用者と介護者の安全性および快適性が重要です。

そのためには、利用者の心身機能や環境を把握し、利用者自身の能力を最大限に発揮できるような動作および介護方法や環境設定、福祉用具の選定が求められます。

介助量が減り、自立へ導く移乗方法があるので、療法士と連携して取り組んでほしい動作です。

pusher現象がみられていた患者さんにおいて環境設定の変更により介助量が低減した症例

70歳代女性、半年前から認知機能の低下がみられていました。今回、右脳出血により中等度の左片麻痺、高次脳機能障害（左半側空間無視）により右側を向いていることが多く、身体軸がずれた状態でした。

また、pusher現象（図）により移乗時に非麻痺側の上下肢での押し返しがみられ、麻痺側への体幹傾斜が認められました。

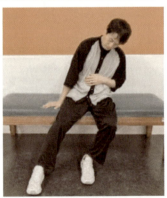

図 pusher現象を呈する座位姿勢

pusher現象とは

pusher現象とは、座位や立位で身体軸が麻痺側へ傾斜し、自らの非麻痺側の上下肢で床や座面を押してしまい（pushing）、姿勢を正中位にしようとする他者の介助に抵抗する特徴的な現象です。

症例の患者さんは、認知機能の低下によって移乗に対する恐怖心からpushingが増強してしまい介助量が増加したため、移乗介助に2人を必要とする状態でした。

車椅子移乗介助の際の工夫点

車椅子移乗介助の工夫として、ベッドや車椅子の高さを調整しました。具体的には移乗する側の高さを低く設定し、スムーズに移乗できるようにしました。

また、恐怖心を軽減させるために、介助者は症例の正面に体を密着させ、非麻痺側上肢でのpushingをさせないよう、介助の際には腰に上肢を回してもらうことで安心感を与えました。また、左半側空間無視があったため、移乗方向を示して注意を向けさせつつ、繰り返し麻痺側への座位での横移乗練習を行いました。

この結果、恐怖心による力みが軽減し、非麻痺側下肢の押し返しを利用することで介助量を軽減できました。臀部の挙上がむずかしい場合は、スライディングボードの使用の検討が必要です。

車椅子の選定に関して、座位での横移乗なので、アームサポートは跳ね上げ式を選択、座位保持に関しては、麻痺側へ体幹が傾斜して不良姿勢がみられたため、麻痺側脇腹にクッションを挟んで体幹を正中位に保つポジショニングを行いました。

考察

片麻痺者の移乗方法は、非麻痺側方向から行うことが安全で効率的とされています。ただし、pusher現象をともなう症例に関しては、麻痺側への押し返しを助長させ介助量が増加する場合があります。このよう

な症例では、非麻痺側上肢でpushingをさせないために、ベッドの手すりや車椅子のアームサポートではなく、介助者の頚部や腰部に手を回してもらいます。そのほかにも、麻痺側上下肢のpushingが強く非麻痺側への移乗が困難な場合、あえて麻痺側に移乗させるという手段も検討されています。

環境設定

　本症例においても、同様の事象が認められ、非麻痺側方向への移乗は2人介助でした。麻痺側方向への移乗によって、非麻痺側下肢の押し返しを移乗方向への推進力として活用し、体幹が麻痺側に傾斜しないよう介助を行いました。

　環境設定は、ベッドあるいは車椅子に関して、移乗する側を低くなるよう調整しました。臀部が高位に位置することでむりに立ち上がる必要がなく麻痺側下肢のpushingが増強せず移乗が可能となり、介助量の軽減につながりました。

車椅子を選定するうえでのポイント

　症例の患者さんは、歩行困難であったため車椅子移動をしていました。対象者に合った車椅子の選択には、必ず座る（座位保持）、移動する（移動）、移乗の3つの要素を検討しなければなりません。

　座位保持においては、麻痺側の上肢のpushingにより麻痺側に大きく傾斜していたため、麻痺側の脇腹にクッションを挟み、体幹を正中位に保ちました。また、立位移乗が不十分であり、座位での横移乗を可能にするため、跳ね上げ式アームサポートの車椅子を選定しました。

　以上の動作および介護方法の検討、環境設定、福祉用具の選定により、2人介助での移乗が1人介助で可能になりました。良肢位の保持、移乗の介助量の軽減を念頭に、利用者の安全・快適を確保することでADLの拡大につながり、介護軽減にもつながっていくと考えています。

引用・参考文献

1) 阿部浩明. "姿勢定位と空間認知の障害と理学療法". 脳卒中理学療法の理論と技術. 原寛美ほか編. 第4版. メジカルビュー社. 2013, 457-78.

2) 安田秀一. "支援用具の選択". Ⅰ・ADL　作業療法の戦略・戦術・技術. 第3版. 東京, 三輪書店, 2012, 417-23.

3) 押川武志. 高齢者のシーティング. West Kyushu Journal of Rehabilitation Sciences. 11, 2018, 1-4.

（川畑真司・大森光紗・田中秀明）

歩行について

Essence

　歩行リハは、早期に病棟でのトイレ歩行介入を実施することが重要です。また、早期からの集中的な介入と多職種連携がポイントとなります。
　患者さんに応じた介助方法や歩行補助具の選択、下肢装具の調整を適切に実施することにより、機能回復と自宅退院を促進させます。患者さんの状態に合わせた個別的なアプローチや多職種連携、安全確保が重要です。

①-整形症例

　80歳代女性、左大腿骨頚部骨折術後、術翌日よりリハを開始しました。認知機能に問題はなく、術後の説明に対しても理解は良好でした。
　術後2週目にはT字杖を用いた歩行練習を開始し、トイレへの誘導も始めました。この際、左下肢の荷重が不十分だったため転倒リスクを考慮し、看護師は患者さんの左側からの腋窩介助を行いました。
　その後、患者さんの状態に合わせて徐々に介助量を減らし、術後3週目には病棟内でのトイレ歩行が見守りレベルで可能になりました。その後、術後4週目には自立歩行が可能になったため、床上動作や階段昇降の練習を実施、術後6週目には自宅退院することができました。

考察

本症例では、早期からの歩行練習と適切な介助により、患者さんの筋力低下を最小限に抑え、早期退院を実現することができました。

大腿骨頚部骨折術後のリハにおいて、早期に歩行を開始することは、筋力やバランス能力の維持や向上、廃用症候群の予防、ADLの回復促進、生活の質（QOL）向上、入院期間の短縮などに貢献します。

安全な歩行介助を行ううえで重要なポイントは以下のとおりです。

患側からの介助

杖は健側に持つことが原則であるため、患側から介助することで杖の動きを妨げません。また、患側にふらつきが生じやすいことを考慮し、転倒時に備える必要があります。

介助量に合わせた方法の選択

前方からの手引き歩行、側方からの前腕や腋窩を支えた歩行など、患者さんの状態に合わせて適切な介助方法を選択します。

環境調整

歩き始めや着座時が不安定な場合は、座面を高くしたり、手すりを設置したりするなどの環境調整を行うことで、バランスを保ちやすくし、転倒リスクを低減します。

介助者の立ち位置

介助者の立ち位置は、杖使用時は患側、手引き歩行時は健側または前方、膝折れの可能性がある場合は両腋窩介助または両側から2人介助で行います。

歩行器使用時は、後方から臀部に手を添えて介助します。歩行器使用時に臀部を支えることで、膝折れが起きても転倒を予防できます。

②-脳卒中症例

70歳代男性、脳出血による左片麻痺を発症しました。早期リハと集中的な介入により、発症4カ月で屋外歩行自立に至り、自宅退院を達成しました。

考察

早期リハと集中的介入

患者さんは、発症翌日から開始されたリハにより、1カ月でベッド上動作と尿便意コントロールを獲得しました。また、歩行機能回復のため、股関節の運動機能を評価しながら短下肢装具を段階的に調整し、装着と同時に病棟内歩行を開始しました。

病棟スタッフへの周知徹底と協働

病棟歩行開始に先立ち、療法士から病棟スタッフへ、装具の装着手順や歩行方法、見守り方法に関する詳細なデモンストレーションを実施しました。

これは、患者さんが安全かつ効果的に歩行練習を行うために、関係スタッフ間で情報共有と連携を強化することを目的としました。

患者さんごとの個別の歩行練習と装具調整

本症例では、歩行時に麻痺側の足関節が床に引っかかることを防ぎ、転倒リスクを低減するため、短下肢装具を採用しました。装具の装着は患者さん自身が行い、最終確認を病棟スタッフが行うことで、自己管理能力の向上と安全確保を両立させました。

また、杖と麻痺側下肢を同時に振り出す2動作歩行が可能な点を評価し、T字杖を選択しました。

段階的な歩行練習と自立支援

病棟内歩行は、トイレ歩行を目標に設定し、まず見守り歩行から開始しました。その後は患者さんの状態に合わせて段階的に自立歩行へと移行しました。見守りは患者さんの不安を軽減するため麻痺側から行い、患者さんの自信をつけながら安全を確保しました。

多職種連携による退院支援

療法士は、患者さんの状態に合わせて歩行方法を調整し、病棟スタッフと連携して統一した方法で介入を行いました。

その結果、発症3カ月で病棟内歩行自立、4カ月で屋外歩行自立を達成し、自宅退院に至りました。

(松本康嗣・三平拓矢・田中秀明)

5 嚥下障害

Essence

嚥下障害は脳血管障害や誤嚥性肺炎後に多くみられ、ケアの際には看護師や介護士が重要な役割を果たします。リハでは姿勢調整や食事形態の変更、口腔ケアが効果的で、定期的な状態評価と嚥下リハが求められます。支援者は患者さんと家族にリスクや適切なケアを説明し、理解を深めることが重要です。

①-脳血管障害による嚥下障害の症例

　60歳代男性、右脳梗塞を発症し、その後嚥下障害が出現しました。また、入院前のADLは自立していました。
　リハ初回時の様子では、水分でむせがみられ、固形物の摂取は次々と口に入れてしまうため、左の口腔内に残る様子がみられました。
　水分摂取は中間のとろみ水を使用し、食形態を歯茎でつぶせるような固さのものに変更しました。次々と食べ物を口の中に入れてしまうため、一口量の調整ができるように見守り・声かけをして、使用するスプーンの大きさを小さいものに変更しました。
　また、食後には必ず口腔ケアを実施し、左の口腔内に食べ物が残っていないかを確認し、誤嚥性肺炎の予防に努めました。

②-誤嚥性肺炎後による嚥下障害の症例

　90歳代女性、誤嚥性肺炎を繰り返していました。入院前は施設に入所していましたが、食事中のむせや食後の痰が増え、発熱もみられたた

め誤嚥性肺炎の診断で入院されました。

　リハ初回時の様子では、座位で全粥粒・軟菜、とろみなしを自力摂取していましたが、痰が多く吸痰が必要でした。SpO_2は90％台前半の自己喀痰困難であり、吸痰を実施するとSpO_2が96％に改善しました（食事中パルスオキシメーターを指に取り付け、SpO_2が3％以上低下するか、$SpO_2$90％以下になれば誤嚥を疑う）。

　また水飲みテストを行ったところ、水分でのむせがあり、食事中は軟菜でもむせていました。水分に薄いとろみをつけてもむせがみられていましたが、中間のとろみにするとむせが軽減しました。

　軟菜は咀嚼が不十分であり、口腔内に残ることでむせてしまうため、1つ下の段階の食形態（ソフト食）に変更したところ、食事中のむせはみられなくなり、口の中に残ることもなくなりました。また痰も減り、吸痰を必要としなくなりました。

考察

　食事でのキーポイントを以下に示します。

　以下の条件を、複数同時に変更しないことがコツです。条件を1つずつ変更することで、万が一トラブルが発生したときに、すぐに原因がわかり、対処できます。

Key Point

キーポイント1　**入院前の食事摂取状況を確認する**

　入院前の食事姿勢や食形態、食事摂取方法はどのようにしていたのかを確認します。

Key Point

キーポイント2 食事時の姿勢

　気管に食物が誤って入らないように指を横にして3本分ほど入る程度に顎を引きます。誤嚥性肺炎を繰り返している場合は、安全性を考慮し、入院前の食事姿勢をもとに角度を1段階下げて開始します（例：90°→60°、60°→45°、45°→30°／**図1**）。また、ギャッチアップ時は、圧迫やずれを防ぐため背抜きを行います。

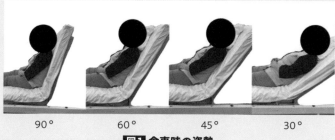

90°　　　60°　　　45°　　　30°

図1 食事時の姿勢

Key Point

キーポイント3 とろみの粘度

　とろみの粘度は日本摂食嚥下リハビリテーション学会の学会分類では薄いとろみ、中間のとろみ、濃いとろみの3段階があります（**図2**）。
　以前からとろみを使用している患者さんは、その粘度から開始しますが、痰が多い場合などはその粘度より強めて開始します。以前からとろみを使用してない患者さんには、改訂水飲みテストや水飲みテストを実施し、必要に応じて薄いとろみから開始します。
　とろみの付け方に関しては、恵寿総合病院の言語聴覚士（ST）が監修したとろみの付け方の動画があるので、そちらを参照してください[1]。

薄いとろみ	中間のとろみ	濃いとろみ
スプーンを傾けるとすっと流れ落ちる	スプーンを傾けると、とろとろと流れ落ちる	スプーンを傾けても形状がある程度保たれ、流れにくい

図2 とろみの粘度

Key Point

キーポイント4　食形態

　入院前の食形態に基づき、日本摂食嚥下リハビリテーション学会の学会分類2021[2]（食事）早見表を参考に、入院前の食形態から1段階下げた食事形態で開始します。
　30分で食事の7割を摂取でき、3食分の摂取に問題がなければ食上げを検討します。嚥下障害が強く疑われる場合は、9食分の摂取で様子をみます。

Key Point

キーポイント5　介助方法（図3）

　原則としては、麻痺側から介助します。例えば左麻痺の場合は左側から介助して、患者さんの顔が左を向くように調整します。麻痺側を向くことで、非麻痺側の喉を食物が通るようにするためです。
　介助者は座り、視線を患者さん

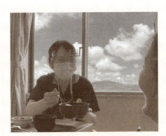

図3 食事介助の様子

と同じ高さになるようにします。喉に残った食物を嚥下させるために、とろみ水や味噌汁などを主食または副菜と交互に摂取します。この介助方法を**交互嚥下**といいます。

Key Point

キーポイント6 口腔ケア

食後の口腔ケアは、誤嚥性肺炎の予防にもなるため必ず行います。とろみ水使用者は水分でむせることがあるため、口腔内の清拭を行います。また、自歯がある患者さんにはブラッシングを行います。

Key Point

キーポイント7 食後の姿勢

食後横になる場合、30分は逆流防止のために、リクライニング位（30°程度）にします。

引用・参考文献

1) 恵寿総合病院. 恵寿総合病院言語聴覚士監修：とろみの付け方. https://youtu.be/HHBvPwxjC94?si=ONgncLinjcBoxL6M（2025年2月閲覧）.

2) 日本摂食嚥下リハビリテーション学会嚥下調整食委員会. 日本摂食嚥下リハビリテーション学会嚥下調整食分類2021. 日本摂食嚥下リハビリテーション学会雑誌. 25(2), 2021, 135-49.

（荒尾祐希・木村聖子・諏訪美幸）

6 食事

Essence

　食事は、生命維持のためだけではなく、楽しみ、家族や集う人との交流の場です。食事は、日常生活で生きがいを感じ、活動的な高齢期（アクティブエイジング）を過ごす糧で、QOLの維持や向上につながります。

　自力か介助での摂取にかかわらず、可能なかぎり患者さんの希望に沿って安全な食事環境を調整し、楽しく、誤嚥せず、食べたいものを患者さんのペースで食べることが大切です。

四肢麻痺の患者さんが自力で食事ができるようになった症例

　70歳代男性、転倒にて、頚髄損傷（C5レベル　C5棘突起骨折）、四肢麻痺となりました。また、受傷前のADLは自立していました。

　リハ初回時、フィラデルフィア頚部カラー装着で両肩に痛みが強くみられ、両上肢ともにしびれが著明でした。手を握ることはできましたが握力は0で、上肢の筋力は徒手筋力テスト（manual muscle test：MMT）でほぼすべて3、手は左1、右0でした。

　日常生活はFIM48点（運動項目13点　認知項目35点）と、日常生活全般において介助が必要でした。食事はギャッチアップ座位で摂取し、食事中に体が倒れたり臀部がずり下がったりすることは認めず、咀嚼や嚥下には問題なく、食事にかかる時間は15分程度でした。

　両上肢や両手指は随意性低下で、実用性が乏しく、「ご飯を食べたい」「次は味噌汁を飲ませてくれ」など食べたいものを本人が順次伝え全介

助でした。

作業療法士（OT）介入時の食事場面

　右手に比べて左手の随意性がよかったため、左手にて太柄のスプーンを使用して食事摂取を試みたところ、数口の自力摂取が可能でした。

　しかし、すくう量が安定しないことからこぼしてしまうこともあり、適量を口に入れることがむずかしい状態でした。そのため、食べ物に直接刺して使うフォークを検討し、「右手で食事をしたい」という患者さんの要望に応えることにしました。

右手での食事摂取開始

　患者さんは右手指の握力がなかったため、フォークの柄を太くする市販の太柄グリップを装着し、前腕回外位（手のひらが上向き）の把持としました。しかし、食べ物をすくおうとしても、フォークを把持し続けることができず、落としてしまう状態でした。そのため、図のように、フォーク太柄部分に割り箸サイズの太さの物を輪ゴムでクロスさせて取り付け、そこに指をかけられるようにしました。そうすることで、食べ物をすくったり刺したりしてもフォークなどが抜けることはなくなりました。

　汁物の摂取に関しては、汁はコップに移し替えてストローで吸い、具材はフォークですくって摂取していました。その後、徐々に右手指の筋力向上がみられ、左手で食器を手繰り寄せることや両手でフォークの持ち直しも可能となったため、縁が高く、汁物を一口分すくうことが容易なレンゲを利用しました。レンゲの柄は短いため、握りやすいように太柄グリップを用いました。

　その結果、自助具を工夫し、患者さ

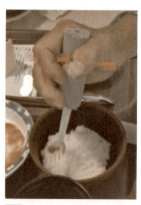

図　患者さんが自力で摂取できるように工夫

の要望でもあった右手で食事を摂取することが可能となり、自分の食べたいものを自分のペースで摂取することができました。

考察

患者さんが食事を楽しく、患者さん自身のペースで食べたいように進めるためのポイントを示します。

Key Point

キーポイント1 誤嚥を防ぐための姿勢や環境設定

まず、患者さんが誤嚥をしないための姿勢や環境を調整します。座位姿勢が仙骨座りや体が傾いたままで摂取しないように、配慮が必要です。ギャッチアップ座位で摂取する場合は、ギャッチを上げる前にベッド上の体の位置を、**背上げを起こした際の谷になる部分に股関節が来るように直して**からギャッチアップをします。

椅子や車椅子に座った状態で摂取する場合は、足が床についているか、座面が柔らかすぎないかを確認することが重要です。また、テーブルの高さが高すぎる、もしくは低すぎることはないかを確認し、適宜調整することが必要です。

Key Point

キーポイント2 患者さんに合ったとろみ調整

食事中や水分摂取時にむせを引き起こさないよう、食材やとろみの調整を検討します。お粥は米粒と水分が分離してしまうため、とろみ剤を入れて分離を防ぐなどの配慮が必要です。とろみの調整は患者さんに応じた粘度になっているか、固まりすぎていないか、またはゆるすぎないかを確認して摂取してもらいます。

Key Point

キーポイント3 食具の導入をし、使いづらさを感じた場合
は調整を

　自力摂取するための食具の導入、調整をします。食事をする際に
使う道具は、自力で持つことができる、適量をすくえる、口までこ
ぼさずに運ぶことができる、これらを踏まえた道具やお皿を導入す
ることが重要です。
　導入した道具に使いづらさが生じた場合は、柄を太くする、スプ
ーンやフォークの先と柄の部分に角度を付け、口に届きやすく調整
をする、プラスチック素材の道具を選定するなどの工夫をすること
で自力摂取につながる可能性が大いにあります。

Key Point

キーポイント4 患者さんの意思をくみ取る

　介助での摂取では、**キーポイント1〜3** に加えて、患者さん本人の意
思（食べたいものの表出や視線）を汲み取り、摂取を介助します。

Key Point

キーポイント5 工夫をして必要摂取量を確保する

　経口による必要摂取量の確保については、少量ずつしか食べられず、
一度に必要量を摂取できない患者さんもいます。その場合は、食間
に好みの栄養補助食品を用意する、好きな食べ物を用意し、必要摂
取量を確保することが重要です。

（永井亜希子）

7 排泄

Essence

　排泄の自立は、すべての患者さんや家族が最初に希望するADL
の目標です。そして、排泄は尿便意のコントロール、移乗、移動、
立ち上がりや下衣の上げ下げ、清拭などからなる複合的な動作です。
　また、排泄はプライバシーや人としての尊厳にかかわる活動であ
り、排泄自立は、対象者のQOLや介護負担の軽減、転倒予防、在
宅復帰の可否のキーポイントになります。したがって、早期から患
者さんに合わせた支援を行う必要があると考えています。

失禁が多くみられた患者さんがトイレ自立できるようになった症例

入棟時の状態と目標

　70歳代男性、右大腿骨転子部骨折により骨接合術を施行しました。
患者さんは独居だったため、自宅復帰にはトイレ動作の自立が必要でし
た。そのため、歩行器歩行でADL自立を目標としていました。

　回復期入棟時は尿便意が曖昧で、尿や便の失禁が多くありました。し
かし、認知機能や意欲の低下から失禁に気付かず、ナースコールを押し
てパッドやリハパンツの交換を依頼することができませんでした。

ふだんの環境に合わせたリハ

　移乗動作は見守りで可能だったため、ベッドサイドにポータブルトイ
レを設置すれば排泄も可能と思われました。しかし、患者さんのトイレ
での排泄自立希望から、ポーダブルトイレでの排泄に強い拒否があった

ため、ポータブルトイレは撤去しました。

そのため、まずは車椅子で病棟のトイレまで誘導し、歩行が安定してきたタイミングで、歩行器歩行で病棟トイレまで誘導することにしました。

トイレへ誘導すると、下衣の操作と清拭が困難でした。立位バランスが不良で、腰部を屈曲して大腿や臀部に手を伸ばすことができませんでした。

そこで、ふだん使う病棟トイレに合わせて右手で手すりを持って腰部屈曲し、左手を臀部、膝、大腿まで動かす練習を行い、徐々にその範囲を広げました。

トイレ動作の改善

トイレではまず下衣を下ろすことが可能となり、次に下衣をあげることが可能となりました。また、便失禁があっても立位で臀部を清拭することができました。その後も、立位バランスの向上にともない、手すりを持たずに両手で下衣の上げ下ろしをすることができるようになりました。

トイレ動作が安定し、トイレに行く習慣ができるとともに、自らトイレに行く様子がみられました。また、自ら病棟スタッフに換えのパッドやリハパンツを依頼するようになりました。それを機にリハパンツを交換する練習も行ったところ、部屋に換えのリハパンツを置けば、夜間に失禁しても朝に自身で新しいものに交換している日が徐々に増えていきました。

退院後は自宅トイレで排泄し、訪問介護の援助も受けながら生活していくことになりました。

考察

尿便意

尿便意が確立できなくても、トイレ内で排泄動作を行うことで尿意や便意を催すことも多くあります。そのため、早期からトイレ誘導を行います。

また、失禁がある場合、1日の尿排泄の回数や時間帯、間隔、尿便意を感じてから排泄するまでの時間を確認し、そのうえで排泄方法や介助量、移動方法やトイレの場所などを検討します。

移乗

　車椅子からトイレへの移乗は、①車椅子をトイレの便座に近付けて止める、②ブレーキをかける、③フットレストを上げて足を下ろす、④立ち上がる際に方向転換して着座するといった一連の動作が必要です。

　車椅子の位置は、便座に対してななめの方向に近付けるアプローチが多く行われます。視空間無視や構成障害がある場合には、車椅子を近付ける位置や足を置く位置を把握しやすいように目印をつけるなどの環境調整を行います。

　ポータブルトイレを用いる際にもベッドに対してどの位置に置くか、どの高さが立ち上がりやすいかを確認します。

下衣の上げ下ろし

　1人でトイレ動作を自立させるためには、立位保持をしつつ、膝から大腿、腰部の前方、側方、後方まで手を伸ばして下衣操作する必要があります。

　片麻痺などで立位のバランスが不安定な場合は、縦手すりに非麻痺側の肩をもたれかけさせる、壁に非麻痺側をもたれかけさせる、膝裏を便器にもたれかけさせるなどの方法で立位を保持します。

　いずれも下衣に手を伸ばす際に非麻痺側で体重の大半を支持した状態で行うため、今までの生活とは異なる動作であり、練習し体得する必要があります。また、下衣の上げ下ろしだけでなく、失禁があった際にはパッドやリハパンツの交換練習を行うことも必要となります。

清拭

　清拭は動的な座位バランスが保たれている必要があります。

　肛門の清拭には、前方・後方・側方から拭く方法があり、対象者の習

慣によって異なります。いずれにしても体幹の筋力が十分あり、座位での重心移動ができ、拭き取る手指や腕の運動ができている必要があります。

環境

入院中は、生活場面で最も近いトイレでの排泄動作練習がまず基本となります。トイレでの動作が習得できれば、病棟内や訓練室などほかのトイレ環境での動作訓練も行います。複数の場所で排泄ができれば、対象者の生活範囲が広がり、対応することができます。

自宅退院し、自宅でのトイレでの排泄を見越している場合は、自室からトイレまでの動線やドアの種類、手すりの位置や便器の種類、介助者の介護負担などの状況を確認し、自宅の環境となるべく近い環境で排泄練習を行います。

トイレでの排泄が困難な際は、代替手段の検討が必要です。在宅や施設で使用されるポータブルトイレや尿瓶、集尿器、オムツ・パッドなどその人に合わせた適切な福祉用具を導入しましょう。

（川端ひかり）

8 更衣

Essence

　更衣動作のなかには、衣服や下着、靴下、靴、装具が含まれます。これらの素材の違いによって動きづらさ扱いやすさが変わるため、動作工程が多く複雑になります。

　片麻痺患者さんや高次脳機能障害を有する患者さんの病態や症状に対応した方法で、患者さんがいかに自身の力でできるか、患者さんに応じて工夫し、反復練習することで動作を獲得させ、自立へとすすめます。

更衣動作に付随する問題

　更衣には衣服の前後・左右・裏表の認識や体と衣類の空間関係の認知、一連の手順の組み立てなどの高次能力が必要です。さらに、姿勢を保持したまま四肢末端へ手を届かせる動作、両上肢の協調性や巧緻性など、さまざまな動作の獲得が必要です。

　本項では、それぞれの更衣の動作手順を紹介します。

かぶり着

　かぶり着の更衣は、まず、後ろ身ごろを上にして置いた後、麻痺側の袖口に非麻痺側の手を入れ、麻痺側の手を出します。袖口を手繰り寄せ、脇まで袖を通します。

　次に頭を出す部分を持ち、頭を通します。頭を出した後、非麻痺側上肢の袖を通します。このときのポイントは、麻痺側の袖を必ず肘の上まで、できるだけ肩まで引き上げることです（**図1**）。

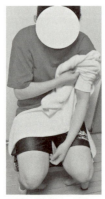
図1 麻痺側の袖を必ず肘の上まで、できるだけ肩まで引き上げる

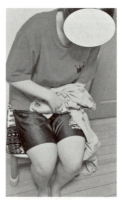
図2 麻痺側の袖口から非麻痺側の手を入れて、麻痺側の手をつかみ袖口から出す

前開き着

　前開き着の更衣は、まず前身ごろを上にして、膝の上に置きます。襟を膝側に置き、右側に置いた左袖に左麻痺側の手を通し始めます。このとき、かぶり着の際と同様に 図2 のように麻痺側の袖口から非麻痺側の手を入れて麻痺側の手をつかみ、袖口から出します。最後に麻痺側の前身ごろから脇部分までを把持し、麻痺側の上肢の袖を肘の上・肩まで通します。

ズボン

　片麻痺患者さんの場合、立位の状態で下肢に裾を通すことが困難です。そのため、端座位で足を組み、ズボンの裾を麻痺側の下肢、非麻痺側の下肢の順に通し、臀部に引き上げる際に立位になります。

　臀部や上前腸骨棘に裾が引っかかり、上がりきらないことが多いため、上げる際には手背を身体側にして、ズボンを把持したまま上に引き上げることで引っかかりにくくなります。

靴下

　片麻痺患者さんでは、座位で麻痺側の下肢を上に組んだ状態で行います。

まず靴下の口に健側の手指を入れて口を広げ、麻痺側の足趾すべてにかぶせるようにして入れます。その後、靴下を引き上げ、踵まで入れます。

装具

はじめに、下腿部や足関節部のベルトは折り返しておきます。

装具の足関節部分を持ち、麻痺側の下肢にあて、足関節部と足先のベルトを仮止めします。次に麻痺側の下肢を下ろし、麻痺側の下肢に荷重させ、踵部分を奥までしっかり入れます。それから下腿部のベルトを締めて足関節と足先のベルトを再度締め直し、ゆるみをなくします。

痙性が高い患者さんの場合、足が組みにくく、装具も支柱付きのタイプのことが多いです。そのため、足を組んで行おうとすると支柱が足に当たってしまうため、足を組まない方法で行います。

次に、装具のベルトは折り返しておき、床に置きます。装具は置いたまま、踵部分をしっかり入れるように麻痺側の下肢を入れます。その後、ベルトをしっかり締め、踵が奥まで入るようにしっかり固定します（図3）。

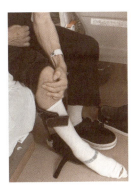

図3 装具の固定方法

靴

靴は足趾や装具に引っかかってしまい、履きにくい場合があります。そのため靴の裏側を把持し、なるべく縦に持つことによって、足趾とくに小趾を引っかからせずに履くことができます。

足趾を入れた後、踵まで入れます。その際、靴が履きにくい場合は踵の履き口にループ状のつまみがついている部分に紐を通し、その紐を引っ張ることにより、踵部分がさらに入れやすくなります。

引用・参考文献
1) 生田宗博. "積み重ねた技術の現在の先端". I・ADL 作業療法の戦略・戦術・技術. 第3版. 東京, 三輪書店. 2012, 289-301.

（中村綾里）

9 入浴

Essence

　入浴は、階段の上り下りとともに難易度の高いADLです。入浴中は裸体で滑りやすい状況下で、いろいろな動作や姿勢を行います。とくに浴槽への出入りは障害や状況によってさまざまで、入浴が自立か否かを決めるポイントになる動作といえます。

　安全に浴槽へ出入りするためには、福祉用具の利用や入浴環境の整備など、多種多様な工夫が必要です。

浴槽の出入り

　片麻痺の患者さんには、訓練の際、座位で麻痺側から先に浴槽に入る動作方法を十分に指導し、実際に浴槽での訓練を行います。

　浴槽への出入りは、手すりやシャワーチェア、またはバスボードを利用して、立位か端座位で麻痺側の下肢、非麻痺側の下肢の順に浴槽をまたぐ方法が一般的です。

　立位での出入りに不安がある場合は、浴槽の縁に腰かけてから足を浴槽に入れますが、座位で入るには麻痺側から入る方法と非麻痺側から入る方法の2通りがあります。

麻痺側からの入浴方法

　非麻痺側の近くに、40〜50cm程度の腰かけられるスペース幅を設け、なるべく手すりも用意しておきましょう。

　まずは座位で麻痺側の下肢を浴槽の縁まで上げます。このとき、洗体

用のタオルを麻痺側の下肢の足関節に巻き付け、上肢で持ち上げる方法もあります。

　座位で麻痺側の下肢のみの力で浴槽の縁まで上げる際、手すりを把持することで筋緊張が増す場合があります。その際には、非麻痺側の手に体重をかけ、座位を安定させた状態で麻痺側の下肢を浴槽の縁にのせることで座位バランスを保ちます。これを、実際の入浴を始めるまでに十分繰り返すことが大切です。

非麻痺側からの入浴方法

　浴槽に入るときは、手すりにつかまり、椅子か浴槽の縁またはバスボードに座ります。それぞれの入浴の流れについては以下のとおりです。

椅子を使用した入浴方法

　椅子を使って浴槽に入る場合は、体の向きを浴槽と平行に変え、浴槽側の手すりにつかまって4分の1回転しながら非麻痺側の下肢を浴槽内に入れます。

　次に非麻痺側の上肢の介助で、患側の下肢を持ち上げながら浴槽内に入れます。後は前方の手すりにつかまって立ち上がり、一歩進んで再び向きを変えてからしゃがみ込みます。浴槽から出るときはこの逆の順です。

浴槽の縁やバスボードを使用した入浴方法

　浴槽の縁やバスボードに座って浴槽に出入りする場合は、浴槽正面の壁にL字型の手すりを取り付けます。あらかじめバスボードに深く座り、患者さんから見て後方、浴槽正面の手すりにつかまって4分の1回転しながら非麻痺側の下肢を浴槽内に入れます。

　次に、背中を壁に押しつけて座位の安定を保ち、非麻痺側の手で麻痺側の下肢を持ち上げながら浴槽内に入れます。後はL字型手すりの縦の部分につかまりながら立ち、一歩進んでから座ります。

　介助する場合も、麻痺側下肢を持ち上げながら浴槽内に入れると軽介

助で行える場合が多いです。

麻痺が軽症または運動失調の場合の入浴方法

　麻痺が軽症または運動失調の場合は、手すりにつかまり、またいで浴槽に出入りする人もいます。椅子やバスボードに座るよりも手すりを設置するなど環境を整えることをおすすめします。

浴槽の出入りの際の注意点

　高齢者や片麻痺患者さんの場合、膝関節痛をともなう人も多くいます。膝関節屈曲90〜100°程度で痛みが生じる場合は浴槽台を使用します。そのほかにも、介助下で横向きに座り込む方法もあります。

　浴槽内での立ち座りは、麻痺側の下肢が内転したままだと転倒の危険があります。そのため、麻痺側の足底の位置を確認し、肩幅程度に麻痺側の下肢を外転し支持面を保つ必要があります。

　浴槽内から立ち上がるときは、浴槽内で非麻痺側の下肢を十分に体幹に引きつけ、非麻痺側の上肢で手すりを把持します。このとき、非麻痺側で支持して立ち上がることで麻痺側への傾倒を予防できます。

　また、浴槽が深く、立ち上がりが困難な場合は、小型の椅子（浴槽台）を浴槽内に設置すると、立ち上がりやすくなります。

浴室内の移動

　浴室内での移動は転倒のリスクが非常に高いため、歩行が困難な場合や素足での歩行が安定していない場合は、シャワーキャリー（入浴用椅子）を使用します。

　足関節の背屈が十分にできない患者さんや、痙性が高く足指が屈曲したり、足関節が内反したりする患者さんはとくに転倒に注意します。また、装具を外した素足での歩行や歩行補助具を使用した移動、手すりを使用した伝い歩きを十分に練習し、安全を確認します。

204

立位での移動が困難な場合は環境を整え、座位での移動や移乗動作は行えるようにします。

福祉用具の活用

洗体

　背中や非麻痺側の上肢を洗う際には、ループ付きのタオルを使用します。ループの付いた側に麻痺側の手を通してからループを握るか、母指と指の間に引っかけて使用します。

　ループを握れない場合は、麻痺側の臀部の下にループの付いた側を敷いて固定しておき、もう一方の端を非麻痺側の手で持って使用します。

　麻痺側の上肢を洗う際は、大腿部にタオルを置き手指や前腕をこする、またはタオルを輪にして持ち、腕を通して上下に回すことで上腕を洗うことも可能です。

　洗体時の座位保持が不十分な場合は、背もたれ付きのシャワーチェアなども有効です。

からだ拭き

　両手動作でからだ拭きが困難な場合、椅子の上にバスタオルの半分を置いて後ろ半分を垂らし、椅子の奥まで深く座ることで身体後面の臀部や背中を拭くことができます。このとき、足の裏が濡れていると滑ることもあるため、足拭きマットなどの利用も有効です。

衣服の着脱

　衣服を脱ぐときは、一度立位になってからズボンとパンツを膝まで下ろし、椅子に座りながら脱ぐと安全です。

　また、衣服を着るときは、体の水分をしっかり拭くことで下着が絡まって転倒してしまうことを防ぎます。そして、脱ぐ動作同様に座位でズボンに足を通し、膝まで上げ、1回の立位で上げきります。

（鷹合沙紀）

10 外出

Essence

昨今は、入院期間の短縮や感染面の問題で、外出の訓練や練習が行いきれずに退院に至ることが普通です。患者さんがどのような生活を送りたいのかを聴取し、体力を含め、外出に向けた評価を早期から行います。

また、入院中にできる動作の練習で身体的・知的・環境適応的な向上を行うとともに、退院先の環境に適した訓練などを行うことが大切です。そして退院後に、訪問リハや多職種協働につなげていくことが必要です。

1人で買い物することを目標にしていた患者さんの症例

入院までの経緯

90歳代女性、左前大脳動脈閉塞にともなう脳梗塞で入院となりました。入院前は息子と2人暮らしでしたが、日中は1人で過ごしており、近所のコンビニへ出かけて買い物をするのが日課であり楽しみでした。

入院中は、病室から約5m離れているトイレのときかリハ訓練のときしか離床せず、それ以外はほとんどベッド上で過ごしていました。

患者さんの希望

患者さんは4カ月間入院加療し、退院前の家屋評価では家屋環境に加えて外出先までの環境も確認しました。また、心身機能と照合して評価した結果、現状1人での外出は困難と判断されました。

屋内では杖を使用、屋外は手押し車で移動することを想定し、手押し車と玄関の段差に据え置きの手すりをレンタルしました。

　患者さんの退院後のいちばんの希望は、入院前のように1人でコンビニに行き、買い物をすることでした。また、日課でもあり、生活での優先度も高かったため、これを退院後の目標としました。

退院後の生活

　入院から4カ月後、デイケア、訪問リハ、ヘルパーを利用し自宅退院となりました。退院後に自宅でケアマネジャー、デイケアスタッフ、訪問療法士で担当者会議を行い、目標や情報を共有しました。

　退院直後の外出の機会は週2回のデイケアのみで、それ以外はベッド上で過ごしていました。自室内は杖歩行、自室から約15m離れているトイレまでは玄関の段差を経由するため、杖と手押し車で移動していました。

　訪問リハは週1回の介入で杖や歩行車での屋内歩行練習、玄関段差昇降練習を中心に行いました。デイケアでは1日中座位で過ごすための体力づくり、個別リハでは屋内歩行練習を中心に行いました。ヘルパーは週1回、掃除目的で介入し、生活環境を整えました。また、自主練習として体操を指導し、屋内歩行練習を行ってもらいました。

活動意欲の向上と目標の達成

　その後、耐久性の向上にともない、活動意欲も向上し、自室の片付けや冷蔵庫の整理をするなど、自宅内での活動範囲が広がり始めました。

　退院後6週目には、歩行車は使用せず杖のみで、トイレを含めた自宅内の移動が可能になりました。

　退院後7週目からは屋外へ活動範囲を広げました。外出先の環境は坂道や段差があり、歩行車で移動するのが困難と評価しました。しかし、退院時から移動能力が向上していたことから、杖を使用して屋外歩行練習を実施しました。

　買い物時、店内はカートを使用することにしました。訪問療法士の付

表 外出に必要な能力と環境改善

身体機能・能力	歩行能力、段差昇降、移動の耐久性、荷物の運搬
認知機能・能力	自身の身体機能の理解、安全管理 (交通ルール、自身の身体能力の理解)、外出の準備、金銭管理
環境への適応と活用	外出先への距離、道路状況、移動方法、施設内の環境(エレベーターや車椅子の有無)、家族の協力度、インフォーマルケア

き添いで、カートでの移動、商品を棚から取りかごに入れる、支払い、荷物の運搬を練習しました。

外出練習を開始した当初は疲労感も強く、休憩を挟みながら実施していましたが、徐々に休憩なしで帰宅できるようになりました。

13週目にはもともと顔見知りであった店内のスタッフに荷物を運んでもらう支援も得て、患者さんが希望していたように1人で外出できるようになりました。

考察

外出とは、目標達成のための手段でありプロセスで、変化する状況に応じながらさまざまな能力を使って行っていく活動といえます。

入院中はADLなど、介入できる内容は限られてしまいますが、そのような状況においても、予後予測や安全な移動手段、在宅復帰後の支援への引き継ぎなど、**表**に示すような在宅復帰後の外出に対する視点をもってリハを進めることが必要です。

そして訪問リハなど在宅支援では、実際の生活動作を確認し、実際の環境や当人の意思、能力の変化に応じて安全な外出方法を検討し、一歩ずつ実現に向けて練習と段階的な実践をともに行っていきます。

患者さんの希望と意思を実現し、日常の生活にしていくためには、インフォーマルな支援がどれだけ得られるかが重要で、支援の幅を広げていくことも重要です。

(川口 遥)

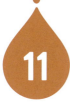

11 炊事・洗濯

Essence

障害のある人が暮らす環境や状況はさまざまで、ニーズに応じて地域など、さまざまな人とのかかわりや連絡、協働を含む包括的な支援が必要になります。

なかでも、炊事・洗濯の各動作の困難性を理解し、動作の工夫や環境改良、自助具や便利グッズの活用などを提案することが必要です。

その際には安全面にも配慮し、解決策を患者さんと一緒に考えながら、自立や支援者による介助へと解決を進めていくことも必要です。

①-利き手がうまく使用できなかった患者さんの症例

60歳代女性、右利きで左橋梗塞と診断されました。装具を使用すれば杖での歩行も自立しており、ADLもおおむね自立したため自宅退院となりました。

認知・高次脳機能に問題はありませんでしたが、右手は肩装具を使用し、補助手としてなんとか使える程度でした。

患者さんの希望と改善に向けた対応

患者さんからは、右手で炊事ができるようになりたいと希望があったため、訪問リハを開始しました。訪問リハ開始時は、右片麻痺と右肩関節周囲の疼痛により右上肢を高く挙げることができず、右手指の拘縮で

しっかり物を握ることも困難な状態でした。

右上肢や手指の機能改善は期待できると判断し、リハによる上肢機能改善プログラムや筋力強化、ストレッチなどの自主練習の指導をしました。それに加えて、右上肢を使用する生活に切り替えるための道具の工夫（包丁などの持ち手を太くする、滑り止めシートを使用するなど）や安全な動作の指導、環境の調整などを行いました。

その結果、約4カ月で右上肢機能は大きく改善し、炊事では包丁の太柄は必要なくなりました。また、右手で魚をさばく、菜箸で卵を混ぜる、ピーラーやハサミを使用する、軽い鍋であれば両手での水平移動もできるようになりました。調理速度も改善し、おかずを2、3品つくれるようになりました。

麻痺手がうまく使えないときは

また、麻痺などにより利き手が使いにくくなる場合や、機能が改善したにもかかわらず実用手にならない場合があります。このときの対応としては、生活で麻痺手を使用する頻度を増やすことが大切です。

②-洗濯動作の自立を目標としていた患者さんの症例

50歳代男性、約4カ月左脳出血により入院しており、右片麻痺と感覚障害がありました。また退院後、訪問介護で家事支援を受けていました。訪問リハは患者さんの希望だった洗濯動作の自立を目的としました。

自宅のサンルームの入口には段差があり、洗濯機は縦型、洗剤は液体のものを使用していました。物干し竿は頭上でワイヤーハンガーを使用しており、汚れた衣服を洗濯機に入れ、週2回洗濯をしていました。

改善に向けた環境設定や自助具の導入

洗濯の一連の動作を評価したところ、運搬、干す、取り込む、畳む動作に課題がありました。そこで、洗濯場の環境整備を、麻痺側で洗濯物

を持ちながら段差昇降できるように、置き型の手すりと、天井と床の間に設置する突っ張り手すりをレンタルしました。

　また、転倒リスク軽減のため洗濯機の向きを変更し、物干し竿と洗濯機間の動きを単純化しました。洗剤は片手で投入できるジェルボールタイプに変更し、物干し竿は目線の高さまで低く設定しました。ハンガーは片手で洗濯ばさみが取り付け可能だったため、一度に外せる洗濯ハンガー「いちどにありがとう32」を導入しました。

　洗濯物を干す動作では、机上でワイヤーハンガーに衣服をかけてから干す手順に変更し、畳む動作では、片手でできる自助具「洋服たたみボードクイックプレス」を導入しました。

　訪問介護の際には、患者さんが自分でできる動作は自身で行ってもらい、様子をみたときにできていない部分を支援する形で業務を継続して行いました。

　その結果、安全に洗濯ができるようになり、訪問介護の利用時間は短縮し、チームで協働する自立支援となりました。

考察

　炊事・洗濯の手順と必要な能力をさまざまな症例でキーポイントと対処法にまとめました（**表1、2**）。

　移動能力や各動作の方法、環境を考慮して、自立のために必要な支援を患者さんや患者さんに関係する人達と考え、目的達成を得ることが重要となります。

表1 炊事場面における手順ごとに必要な能力

手順	内容	必要な能力	支援例
献立の決定	• 食材や調味料、栄養バランス、調理時間などを検討して決める	認知機能、高次脳機能	• メニュー見本からの選択 • 献立表を提示する • 冷凍やレトルト食品の併用
下ごしらえ	• 道具や必要な量の食材の準備 • 刃物の使用（皮をむく、必要な大きさに切るなど） • 仕上がりの時間を推測し事前準備（米を洗い水につける、肉などに下味を付けるなど）	• 安全管理能力（認知機能） • 高次脳機能(注意・記憶・遂行機能など) • 調理道具や電子機器の使用能力（使い方や操作方法の理解） • 立位（座位）作業耐久性 • 上肢の筋力、握力、ピンチ力 • 両手の協調性 • 手指の巧緻性 • 移動能力（物を持って運ぶ）	• 自助具や固定道具の使用 • スライサーやピーラーなどの調理道具の利用 • カット野菜などの利用 • 調理方法の工夫
調理	• 火の取り扱い • 手順にしたがって作業を進める • 仕上がりの時間を考慮し、時間配分を行う • 鍋など重いものを運ぶ • 味付けをする（調味料の選択・量る） • さまざまな調理器具の使用（菜箸、フライ返し、トングなど） • 盛り付け（適切な食器の選択など）		• コンロ周囲の環境調整（リスク軽減） • 注意を促す貼り紙やアラームの利用 • タイムスケジュールの利用 • 電子機器の操作の単純化 • 環境調節（手すりや椅子の設置、動線の整理、作業台の高さの調節など）
後片付け	• 食器を運ぶ • 道具や食器を洗う • 使用した道具類を片付ける • 流し台やコンロ周辺の掃除		• 滑り止めシートの利用 • 食器洗浄機などの利用 • 道具の片付け場所の調節 • カートなどの利用

表2 洗濯場面における手順ごとに必要な能力

手順	生じる問題点	対処法
1. 洗濯物の収集	重い洗濯かごの持ち運びが困難、部屋間の移動がむずかしい	台車やランドリーバックの使用、少量で運搬、汚れた衣類を出す場所を1カ所に統一、動線簡略化
2. 洗濯物の分別	色や素材識別がむずかしく、こまかい動作が困難	白と色物や衣服と肌着の2つで簡略化
3. 洗濯機への投入	重い洗濯物の持ち上げが困難、洗濯機の蓋を開ける動作がむずかしい	少量頻回にする、リーチャーなどの自助具の使用、ドラム型に変更
4. 洗剤・柔軟剤の投入	容器の開閉がむずかしい、適量な量を計るのが困難	ジェルボールタイプの洗剤に変更
5. 洗濯機の操作	ボタンの押し方がむずかしい、表示や記号の読み取りが困難	使用するボタンにマーキングしたり不要なボタンを隠したりする
6. 洗濯物の取り出し	湿った洗濯物の持ち上げが困難、洗濯機のなかに手を入れる動作がむずかしい	リーチャーなどの自助具の使用、洗濯ネットの使用、ドラム型に変更
7. 洗濯物を干す	ハンガーにかける動作や物干し竿の高さの調節がむずかしい	床置き式物干しの使用、物干し竿の高さを下げる、片手で使える洗濯ばさみやハンガーなどの自助具の使用
8. 洗濯物の取り込み	重い洗濯物の持ち運びが困難、ハンガーからの取り外し動作がむずかしい	片手で使える洗濯ばさみやハンガーなどの自助具の使用、取り込むかごの高さ調節
9. 洗濯物を畳む	こまかい動作や複雑な折り方がむずかしい	洗濯たたみボードの使用、ハンガーにかけたまま収納の簡略化、ベッドや机で行う
10. 収納	重い衣類の持ち運びや収納場所までの移動が困難	台車やランドリーネットの使用、少量で運搬、収納場所の統一、動線簡略化

引用・参考文献

1) 生田宗博. "炊事". I・ADL 作業療法の戦略・戦術・技術. 第3版. 東京, 三輪書店. 2012, 367-74.

（宮田真由美・五十嵐満哉）

12 運転

Essence

自動車は大切な移動手段の1つで、とくに公共交通機関が不足している地域において"運転"は欠かせません。

日ごろから運転をしていた人がなにかをきっかけに運転しなくなったことで、外出、活動機会の減少やQOL低下のおそれがあります。

しかし近年、交通事故などが頻繁に報道されており、そのなかでも身体障害や高次脳機能障害、認知機能の低下が疑われる人の安全な運転がより求められています。適正な運転評価のため、専門機関と連携し、評価訓練を進める必要があります。

運転の再開を希望していた患者さんの症例

患者さんの希望と評価の実施

50歳代男性、左視床出血で右上下肢の表在・深部感覚が重度鈍麻〜脱失レベルでしたが、見守り下であれば歩行は可能な状態でした。

患者さんは運転を再開することを強く希望していましたが、現状は右上下肢の表在・深部ともに感覚障害が重度のため、アクセルやブレーキの操作が困難でした。そのため、自動車を改造して左足でのアクセル操作にすることも視野に入れて、評価や訓練を実施しました。

入院中のリハでは、右上下肢の感覚障害へのアプローチ、アクセルやブレーキ操作の困難さが想定されたため、模擬動作で確認・練習を行い、ADL・手段的日常生活動作（IADL）の向上を目指しました。

リハ開始から4週目には感覚障害は軽度まで改善され、屋内・屋外歩行も自立レベルになりました。次いで入浴動作や階段昇降も自立となり

ました。

　そのほか、内服自己管理や金銭管理も可能かを病棟スタッフとともに評価しました。その結果、病棟生活はおおむね自立となったため、運転評価を開始し、動作訓練を行いました。

地域との連携

　患者さんは、認知や高次脳機能には問題ありませんでしたが、ドライビングシミュレーターにて運転動作の確認を行うと、アクセルやブレーキの操作時に感覚障害の影響により踏み間違えや力の調節にやや拙劣さが認められました。上記を踏まえてリハ医へ報告し、退院後に外来で実車評価を行う方針となりました。

　8週目には、実車評価を行うにあたり地域内の自動車学校とも連携し、問題点やリスクの情報を共有しました。

　自動車学校の教官や患者さんの家族も同席し、実際の路上で運転評価を行ったところ、問題なく運転できていたため合格となり、運転再開に至りました。

考察

　自動車運転の可否を決める過程を **図** に示し、以下にそのポイントを簡明に記します。

Key Point

キーポイント1 運転評価の流れ

①身体機能（運動麻痺や感覚障害）：アクセルやブレーキの操作、ハンドル操作、自動車への乗降などに運動麻痺や感覚障害の影響があるか、安全な動作が可能か

②高次脳機能（注意障害、半側空間無視、記憶障害、失語など）：周囲環境への安全配慮、標識確認、事故などがあった場合の説明能力があるか

③ドライビングシミュレーター：反応速度、安全配慮、運転操作など模擬動作が可能か
④リハビリテーション：上記動作の獲得に向けてのリハ実施。自動車運転時に起こり得る危険場面を予測し、事前に多職種（教習所）と共有
⑤実車評価：実際の路上で運転、上記項目の影響がないか、安全な自動車運転が可能かを判断

　これらの項目が可能となるようにリハを実施します。安全な自動車運転を獲得するためにも、予後予測やADL・IADL、運転操作が可能かなどの視点をもち、介入することが必要です。
　日常生活が自立レベルで行えていても、運転のような高度な作業では問題が生じることが少なくないです。多職種間での情報共有が重要で、包括的な介入が求められます。

病院
- **身体機能**（運動麻痺、感覚障害）
- **高次脳機能**
  （失語、注意、半側空間無視など）
- **ADL**（歩行、階段、入浴など）
- **ドライビングシミュレーター**
  （反応速度、運転操作）

実車評価
- 路上評価
- 実場面で安全に配慮した運転が可能か

リハ
- 左記に向けたリハ実施
- 自動車運転時の危険予測
- 運動時の注意点を教習所と事前に共有

医師
診断書の作成

公安委員会
自動車運転の可否を判断

図 運転評価の流れ

（大川和希）

13 就労支援

Essence

脳損傷を含む中途障害者の就労に向けたリハは重要です。対象者と仕事採用側のニーズの聴取と、身体・精神・高次脳の各機能を評価し、就業に向けて必要なプログラムを立案します（**表**）。

また、通勤、職務のマッチングや実地練習を行い、その評価と課題の解決のために多職種と協働します。課題としては、交通機関の利用や作業継続に必要な体力などが挙げられます。

 キーポイントと対処法

ADL・IADLの自立	・自宅内のADLの自立 ・健康管理の自立（内服、必要なら血糖コントロール、受診方法の確認、再発予防への理解など） ・生活リズムの確立、運動習慣 ・IADL練習、家族と協力した自宅生活
どのような仕事に就くかをイメージする	・どのような働き方をするか、患者さん、家族、療法士が関与するさまざまな職種の人々と会合し、業務内容、業務時間、仕事の種類の合意目標を立てる ・必要な支援者とのつながりをもつ ・業務に必要な体力づくり ・自身でのスケジューリングの立案と実行 ・職場とも連携して本人の疾患や特性、強みについて情報提供
就職前段階	・1日のスケジュールを考える（起床、準備、出勤、食事、退勤） ・出勤方法の検討 ・家族、患者さんの要望の聞き取り ・職場環境の調整
就職	・職場での様子を聞き取り ・患者さんの疲労感、職場でのトラブルの聴取

地域の支援があり、就労できるようになった症例

　40歳代男性、自宅で右被殻出血を発症し、入院となりました。入院からおよそ6カ月後に自宅退院し、その後、訪問リハの利用を開始しました。運動障害は中等度で、右片手での作業が主でした。

　歩行は短下肢装具とT字杖を使用し屋内歩行自立、屋外歩行は見守りが必要でした。知能検査は境界域で、注意力の障害もありましたが、単純作業であれば1時間程度可能でした。そのため、施設での就労が受け入れられることになりました。

乗降練習の実施と課題

　就労先の事業所が送迎可能な地域までは公共バスを利用することになり、バス乗降の評価のため就労支援センターの相談員から市内のバス会社に連絡してもらいました。その後、就労支援センター相談員、患者さん、母親、バス運転手、OTでバスの乗降練習を行いました。

　バス乗降時の課題として、バスから降りる際につまずいてしまうため転倒リスクがあることや、運賃の支払いの不安などが挙げられました。また、患者さんの母親から、バス利用は「周りの人に迷惑」だという強い不安がみられました。

実際のバスを使用した乗降練習

　就労支援センター相談員からバス会社に相談し、実際のバスで乗降練習を実施しました。乗車時のステップは3段あり、地面へ降りる段は最も高く、20cmほどありました。

　バスの運転手が乗降時に車高を下げたため、昇段は見守りでしたが、降段時は手すりと杖を持ち替える必要があり、降段は軽介助を要しました。

　さらに杖を置く位置と手すりをつかむ位置を確認し、落とした杖を拾う練習を実施しました。また、最寄りのバス停と近所までの400m程度の距離の散歩を日課としました。母親は介助方法を練習し、通院には親

子でバスの利用を行いました。

当初、患者さんは、「問題ない」と言う一方で、母親は過介助で「1人で乗るのは危ない」と不安な様子でした。訪問リハで本人と母親に実施状況を確認しながら練習を継続し、反復したことで、母親の見守り下でバスの乗降が可能となりました。その後、OTがバス停で待機し、1人でのバス乗降練習を実施しました。

バス下車時の硬貨を使った運賃の支払いはできましたが、通勤・通学時間は学生やほかの乗客も多く混み合うため、慣れるまでは母親が付き添い、支払いは回数券を使用することにしました。

退勤時には乗り換えが必要でしたが、注意障害の影響で焦ると転倒リスクがありました。そのため、退勤時は施設から自宅へ送迎となりました。

就労の開始

発症から2年後、患者さんや母親、就労支援センター相談員、事業所職員、OTで就労に向け面談をしました。また、4日間の研修期間中に実際に片手で行える仕事を試しました。

その結果、座位で行えるタオルを畳む作業が患者さんに適しており、研修開始となりました。

研修が始まり、仕事の様子を就労支援センターの相談員が確認しましたが問題なく、その1カ月後から週2回の就労を開始しました。その後、2週間程度で母親の付き添いなく公共バス利用が可能となりました。

（髙松早紀）

ADL評価の意義と活用

Essence

　客観的QOL向上にはADLの向上が必要です。また、ADLを評価するうえで、生活行為の改善と自立の度合いを評価することも重要です。

　ADL評価には、Barthel Index（BI）や機能的自立度評価表（FIM）などがあります。各評価法により評価項目や指標が異なるため、特徴に合わせた評価法を用いることが必要となります。

　評価法は情報共有に用いることもできるため、医療スタッフや介護者など多くの視点から評価を行えることも利点です。

日常生活活動とは

　日常生活活動（activities of daily living：ADL）とは、人が生活を送るために行う活動の能力のことです。1人の人間が独立して生活するために、人が共通して毎日繰り返す基本的な一連の動作群のことをいいます。

BADLとIADL

　ADLには、基本的日常生活動作（basic ADL：BADL）と手段的日常生活動作（instrumental ADL：IADL）の2つの概念があります。

　BADLは身の回りの動作（食事、更衣、整容、トイレ、入浴など）や移動動作を指し、これらは活動を行う場所で遂行されてこそ、本来的な「自立」と感じられます。

　IADLはBADLよりも複雑な動作（買い物、調整、洗濯、電話、薬の管理、財産管理、乗り物など）で、リハでは生活のための動作能力の改善・再

適応・強化とやり方の改善によって、生活能力の改善効果が表れます。

生活能力を評価するためにしておくこと

　したがって、生活能力を評価するためには、障害や制限の程度の評価、実生活場面での評価、適したやり方への改善と、自立の度合いを評価することが最終的に重要です[1]。

　また、多様な疾病や損傷により、心身の機能が変化する段階において、現状できない ADL をできる ADL にしていく必要があります。そのためには、能力を引き出したうえで実生活でも最大限に生かしていけるように工夫することが大切です。

ADL評価の目的

　評価の目的は、ADL の遂行能力の把握にあります。ADL の各項目において、実際場面でできづらい ADL を明らかにし、その要因をとらえ、生活や一連の動作の流れを全体的にみる必要があります。

　ADL 遂行能力を客観的な情報に整理することで、経時的な変化をとらえ、チームスタッフ間で情報が共有できます。そして ADL 遂行能力の実用性をもとに、社会復帰に向けた環境整備が必要かを検討し、退院先や時期の決定に生かします[2]。

各種ADLの評価方法

　わが国で、リハの実施効果を判定し、対象者の ADL を評価する指標として、BI や FIM が挙げられます。そのほかにも、katz ADL index や老研式活動能力指標などがあります。

　脳卒中後では、脳卒中機能障害評価表（stroke impairment assessment set：SIAS）や national institutes of health stroke scale（NIHSS）など、疾患や障害に特有な困難を評価する項目もあります。

　わが国では、BI や FIM による ADL 評価が主流で、BI は対象者の「で

きるADL」を、FIMは実際に「しているADL」を評価するという特徴があります。

本項ではこの2つの評価方法の特徴について詳しく紹介していきます。

barthel index (BI)

「食事」「移乗」「整容」「トイレ動作」「入浴」「歩行」「階段昇降」「着替え」「排便コントロール」「排尿コントロール」の10項目について、それぞれ0〜15点で点数化して評価を行います。こまかな条件に関する項目はなく、2〜4段階で単純に点数化できるため、迅速かつ簡潔に評価できるのが特徴です。

機能的自立度評価法 (FIM)

FIMとは、介助量を評価する際に活用されている指標の1つであり、病気や障害の制限を受けずにADLを評価できます。

実際に日常生活で行っている動作を評価者が採点し、「できるADL」ではなく「しているADL」を重視する点が大きな特徴です。そのため、ADLについてどれくらい自分で行うことができて、介助がどの程度必要なのかを容易に評価・確認することができます。

また、本人がしている動作に対して明確な判定基準をもとに点数化するため、判定基準について理解を深めておかないと、共通した認識での情報共有は困難です。

共通した理解があれば、病院や医療現場のほか、介護現場でも広く用いられ、患者さんや家族、多職種と自立レベルや介護量の情報共有がしやすいという利点があります。

また、評価項目は運動項目と認知項目の計18項目あり、コミュニケーションや認知機能も採点ポイントに含まれます。

ADL評価の留意事項

ADLを評価する際には、ADLを点数化して改善度合いを評価するだ

けではなく、各ADL項目の場所や時間帯、動作方法などを詳細に評価することが重要です。

　「できる」「できない」だけの視点ではなく、かかわるスタッフがそれぞれ情報を共有できるように、評価法によって評価項目は異なります。そのため、対象者や介助者の状況、知りたい情報に合わせた評価法を用いる必要があります。

引用・参考文献

1) 生田宗博. "生活自立の要綱". Ⅰ・ADL 作業療法の戦略・戦術・技術. 第3版. 東京, 三輪書店, 2012, 14-9.
2) 岩崎テル子. "領域共通の評価法". 作業療法評価学. 第2版. 東京, 医学書院, 2011, 235-7. (標準作業療法学)

(北谷 渉)

15 QOL評価の意義と活用

Essence

　リハの最終目標は、最高のQOLの実現です。人（患者さんや対象者など）の身体的・心理的・社会的なQOLは医療・福祉において重要です。また、患者さんが答える調査票から定量化された評価で、客観的に測られるようになってきました。

　しかし、まだまだ広く使用されるほどの評価はないようです。患者さんや家族、医療、福祉、地域、産業などと幅広くかかわり、チームが共通してQOLを理解し、QOL向上のアウトカムを高めることが求められています。

さまざまな面でのQOL

　世界保健機関（WHO）では、QOLとは「その人が生活する文化や価値観の文脈のなかで、自分の目標や期待、基準、関心に関連した自分自身の"Life"の状況に対する認識」であると定義しています[1]。

　国際QOL研究学会では、人々の生活の健康や物質的な充足、個人の安全、人間関係、学習、創造的表現、ほかの人を助け励ます機会、公共活動への参加、社交、余暇など幅広い要素を含むとしています[2]。

　医療分野のアウトカム評価の1つとしてのQOLは、健康状態や疾病、医療介入などで影響を受ける身体的、精神的、社会的側面に焦点を当てた健康関連QOLとして、対象者が主観的にとらえ、自身が述べる日常生活上の健康状態といえます。症状の有無や程度と、身体的側面、社会的側面、役割・機能的側面などさまざまです。

　健常者における日常のQOLは、健康以外のことに重点を置く傾向に

224

あります。一方で、病気を患っている人は健康関連のQOLの重点が大きいため、医療従事者はリハ技術などを用いて、運動・活動を対象に行い、QOLの維持や向上に努めます。

　健康関連QOLを評価する際には、①測定する目的は明確か、②測定目的に合った質問項目があるQOL質問票か、③計量心理学的に信頼性と妥当性が検証されているQOL質問票か、④基本的にQOLは対象者の主観的指標のため、対象者本人による回答か、⑤QOLの評価や分析は統計学的方法に依拠しているかなどに注意して評価を行う必要があります。

QOL評価の尺度の分類

プロファイル型とインデックス型

　また、QOL評価の尺度にはスコアリングの違いによってプロファイル型とインデックス型に分けられます。医療の現場では、おおむねプロファイル型尺度が用いられています。さらにプロファイル型尺度のなかから、対象疾患を選ばず、だれにでも適用可能な包括的尺度と、特定の疾病の評価のために開発された疾病特異的尺度に分けられます。

包括的尺度

　包括的尺度は、さまざまな疾患がある人にも疾患をもたない人にも共通する内容を測定します。したがって、ある疾患の対象者のQOLを、ほかの疾患や一般人と比較することによって理解が可能となります。

　国内外で使用されている測定方法の代表例としては、SF-36®（MOS 36 item short-form health survey）、WHOQOL、sickness impact profile（SIP）、nottingham health profile（NHP）などがあります。

疾病特異的尺度

　疾病特異的尺度は、対象とする疾患に特有の症状や状態を尋ねる項目で構成されています。包括的尺度に比べて、より詳しい内容を反映させることができ、治療やケアによる変化をとらえやすいです。

また、循環器疾患独自のQOL尺度としては、心不全患者さんに用いられるminnesota living with heart failure（MLHF）やthe kansas city cardiomyopathy questionnaire（KCCQ）があります。

そのほか、**表**に示すように、リハの場面で用いられる疾病特異的尺度は多く存在します。これらのQOL尺度はCOSMIN（健康関連尺度の選択に関する合意に基づく指針）に基づいて開発あるいは検証されています。また、医療の評価やアウトカムとして使用することが可能です。

医療において、昨今、患者さん視点での評価の重要性が高まっており、福祉分野でもQOL評価を活用する意義は大きいといえます。

表 リハに関連するおもな疾病特異的尺度

疾患	尺度名	領域数	領域	設問数
脳卒中	SS-QOL	12	活力、家庭内役割、動作、気分、性格、社会的役割、身辺動作、思考、上肢機能、視覚、仕事	49
パーキンソン病	PDQ-39	8	移動、ADL、情緒安定性、スティグマ、コミュニケーション、社会的支援、認知、身体的不具合	39
リウマチ・膠原病	HAQ	8	身支度、起立、食事、歩行、衛生、伸展、握力、活動	20
変形性関節症	WOMAC	3	疼痛、こわばり、身体機能	24
手外科	DASH	2	動作・活動、症状	30
糖尿病	DTR-QOL	4	満足感、ADLへの影響、社会生活に関する心配、糖尿病に関する心配	46
がん	FACT-G	4	身体面、社会・家族面、心理面、機能面	27
認知症	DQOL	5	自尊感情、肯定的情動、否定的情動、所属感、美的感覚	29
小児	PedsQL	4	体と調子のこと、心のこと、人とのこと、学校でのこと	23

引用・参考文献

1) World Health Organization. WHOQOL：Measuring Quality of Life. https://www.who.int/tools/whoqol（2025年2月閲覧）.
2) ISOQOL. What Is QOL？. https://www.isoqol.org/what-is-qol/（2025年2月閲覧）.
3) 宮崎貴久子. QOLとは：QOL評価・測定の基本. 臨床栄養. 134(6), 2019, 731-7.

（五十嵐満哉）

索引

英数・欧文

AFO 80
BADL 220
BADS 62
barthel Index 222
BI 222
BIT行動性無視検査日本版 62
BVRT 62
CI療法 65
CP 22
DLB 151
Fall Risk Scale 100
FIM 222
FT 35
FTD 163
HDS-R 62
IADL 63, 220
ICD 18
ICF 20
ICIDH 18
MSW 22
MWST 35, 86
OT 22
PT 22
pusher現象 178
Rapportの転倒評価質問表 91

RBMT 62
RO 144
ROM訓練 51, 58
RSST 35, 86
rTMS 58
shaker訓練 36
SLTA 62
SSPT 35
ST 22
TES 65
THA 140
TMT 62
trail making test 62
VaD 158, 163
VE 34
VF 34
WAB失語症検査 62
WAIS-R 62
WCST 62
Wisconsin card sorting test 62
WMS™-R 62

あ行

悪性腫瘍のリハの分類 48
アルツハイマー型認知症 144, 163
痛みの定義 68
医療ソーシャルワーカー 22

胃瘻造設	130	環境調整アプローチ	16
咽喉頭異常感症	137	関節可動域訓練	51
ウエクスラー成人知能検査改訂版・62		がん対策基本法	47
ウォーカーケイン	84	がんのリハビリテーション	47
運転の再開	214	緩和ケアチーム	47
運転評価	216	記憶障害	61
運動器不安定症診断基準	52	義肢装具士	22
栄養サポートチーム	42	機能的自立度評価法	222
嚥下機能と食欲に関する投薬	99	基本的日常生活動作	220
嚥下訓練	138	急性期	26
嚥下造影検査	34	共有ツール	77
嚥下内視鏡検査	34	起立性低血圧	124
起き上がり	170	筋力増強訓練	51, 58

🔴 **か行**

介護・医療連携用紙	78	痙縮	114
介護保険法	73	血管性認知症	158, 163
介護予防事業	40	ゲルストマン症候群	60
改訂長谷川式簡易知能評価スケール		健康長寿	38
	62	言語聴覚士	22
改訂水飲みテスト	35, 86	現実見当識訓練	144
回復期	26	高次脳機能障害	60
回復期リハ病棟入院料	26	行動と情緒の障害	61
過誤症候群	30	誤嚥性肺炎	86
下肢麻痺	114	コース立方体組み合わせテスト	62
活動意欲	207	ゴール	108
かなひろいテスト	62	国際疾病分類	18
かぶり着	199	国際障害分類	18
仮の要介護状態	106	国際生活分類	20
簡易嚥下反射誘発テスト	35	骨粗鬆症	32

さ行

作業療法士 ……………………… 22
サルコペニア ………………… 42, 111
サルコペニアの概念 ………… 113
四肢麻痺 ……………………… 191
失行症 …………………………… 60
失語症 ……………………… 60, 127
失認症 …………………………… 60
疾病 ……………………………… 27
疾病特異的尺度 ……………… 225
しているADL ……………………… 15
社会的リハ …………………… 33
終末期リハ ……………… 28, 166
就労支援 ……………………… 217
手段的日常生活動作 ……… 62, 220
術後リハ ……………………… 51
障害 ……………………………… 27
情報収集 ……………………… 76
食物テスト ……………………… 35
食欲低下への対応 …………… 99
食欲不振 ……………………… 97
自立予測 ……………………… 109
神経生理学的アプローチ ………… 58
人工関節置換術 ……………… 140
心臓リハ ……………………… 54
腎臓リハ ……………………… 55
身体抑制 ……………………… 89
遂行機能障害 ………………… 61
遂行機能障害症候群の行動評価日本版
 ………………………………… 62

た行

代償的アプローチ ……………………… 16
大腿骨頚部骨折 ……………… 134
多職種連携 …………………… 185
正しい摂食姿勢 ………………… 88
段階的なリハ ………………… 174
短下肢装具 ……………………… 80
地域連携パスの基本コンセプト ‥ 103
地誌的障害 ……………………… 60
注意障害 ………………………… 61
治療的アプローチ ……………… 16
治療的電気刺激 ………………… 65
適正な環境設定 ……………… 102
できるADL ……………………… 15
転倒リスクの評価 …………… 100
頭部挙上訓練 …………………… 36

生活・その他

生活 …………………………… 27
生活期 ………………………… 26
生活期リハの種類 …………… 95
生活全体の活性化 …………… 24
摂食嚥下障害 ………………… 34
摂食嚥下障害リハ …………… 162
前頭側頭型認知症 …………… 163
全人間的復権 ………………… 14
せん妄 ………………………… 140
せん妄の変動性 ……………… 142
せん妄発症関連薬剤 ………… 157
促通 …………………………… 45
ソリ型歩行器 …………………… 84

な行

内部障害 ……………………… 54
日本版ウエクスラー記憶検査 … 62
日本版リバーミード行動記憶検査 ·· 62
ニューロモジュレーション ……… 45
ニューロリハ ……………………… 44
人間らしく生きる権利の回復 … 14
認知行動療法 …………………… 70
寝返り ……………………… 170
寝たきり …………………… 165

は行

パーソン・センタード・ケア ……… 147
排泄訓練計画 …………………… 129
排泄コントロール ……………… 123
廃用症候群 ……………………… 30
バリデーション療法 …………… 146
バルーン拡張法 ………………… 132
反復性経頭蓋磁器刺激 ………… 58
反復唾液嚥下テスト ………… 35, 86
左半側空間無視 ………………… 60
左半側身体失認 ………………… 60
ヒッププロテクター …………… 135
標準失語症検査 ………………… 62
フォールリスクスケール ……… 100
不眠 …………………………… 155
フレイル …………………… 111
フレイルの概念 ………………… 113
ベントン視覚記銘検査 ………… 62
包括的尺度 …………………… 225

歩行訓練 ……………………… 104
歩行補助具 ……………………… 83
歩行リハ …………………… 182
ボツリヌス治療 ………………… 115
ボツリヌス療法 ………………… 64

ま行

慢性疼痛の脳内変化 …………… 69
三宅式記銘力検査 ……………… 62

や行

夜間頻尿 ……………………… 121
ユマニチュード ………………… 147
抑うつ ……………………… 128

ら行

理学療法士 ……………………… 22
リハ介護 ……………………… 80
リハの拒否 …………………… 117
リハビリテーションの目指すもの … 12
リハマインド …………………… 10
臨床心理士 ……………………… 22
レビー小体型認知症 …………… 151
ロコモティブシンドローム ……… 52

わ行

ワレンベルグ症候群 …………… 132

編著者紹介

川北慎一郎 (かわきた しんいちろう)

恵寿総合病院 副病院長、科長
リハビリテーションセンター長
リハビリテーション教育研修センター長

専門分野

リハビリテーション医学全般、脳卒中・ニューロリハ、痙縮・ボツリヌス治療、認知症・高次脳機能診断治療など

専門医・資格

日本リハビリテーション医学会
リハビリテーション科専門医・代議員・指導責任者
日本脳神経外科学会 脳神経外科専門医
日本温泉気候物理医学会 温泉療法専門医
日本認知症学会 専門医
日本ボツリヌス治療学会 認定施注医
日本医師会認定健康スポーツ医
義肢装具適合判定医

自己紹介

　医師となり44年。脳外科の専門医として12年、そのあとアメリカ留学の機会があり、リハビリテーション科に変更し専門医となった。その後32年間総合病院リハ科で勤務。11年前から院内の認知症サポートチームを率いることとなり、認知症学会専門医も取得し7年経過した。15年前から週1回介護施設でのリハビリや認知症治療にもかかわるようになった。11年前に非専門医や研修医向けの本『リハ医学のすすめ』を執筆した。

看護・介護に生かせる
リハの知恵とワザ
－急性期・回復期・地域包括ケアで役立つ
現場のエッセンス60

2025年4月1日発行　第1版第1刷

編　著　川北　慎一郎

発行者　長谷川　翔

発行所　株式会社メディカ出版
　　　　〒532-8588
　　　　大阪市淀川区宮原3-4-30
　　　　ニッセイ新大阪ビル16F
　　　　https://www.medica.co.jp/

編集担当　前田歩実／詫間大悟
編集協力　石風呂春香
装　　幀　市川　竜
本文イラスト　ホンマヨウヘイ
組　　版　イボルブデザインワーク
印刷・製本　日経印刷株式会社

© Shinichiro KAWAKITA, 2025

本書の複製権・翻訳権・翻案権・上映権・譲渡権・公衆送信権
（送信可能化権を含む）は、（株）メディカ出版が保有します。

ISBN978-4-8404-8798-6　　Printed and bound in Japan

当社出版物に関する各種お問い合わせ先（受付時間：平日9：00〜17：00）
●編集内容については、編集局 06-6398-5048
●ご注文・不良品（乱丁・落丁）については、お客様センター 0120-276-115